AYURVEDA :

Entre Sagesse Ancienne et Médecine Moderne

Stéphane Le Colas

ISBN : 9798860778603

REMERCIEMENTS

A Deva Ram et Valérie Diaz pour m'avoir permis de faire connaissance avec l'Ayurvéda.

Au Dr.Rishi Ram Koirala, celui qui, en prenant mon pouls 30 secondes a tout su de mon état de santé passé et actuel. Celui qui m'a donné l'envie de faire ce métier.

Aux grands noms du monde de l'Ayurvéda pour leur enseignement riche et varié, qui allie souvent adroitement médecine et spiritualité.

TABLE DES MATIÈRES

AVANT-PROPOS

C'est avec une grande passion et un profond respect pour la sagesse millénaire de l'Ayurvéda que je vous invite à plonger dans les pages de ce livre, « *L'Ayurvéda : Entre Sagesse Ancienne et Médecine Moderne* ». Cet ouvrage est le fruit d'une exploration profonde des fondements historiques et philosophiques de l'Ayurvéda, la médecine traditionnelle indienne qui a résisté à l'épreuve du temps et continue de rayonner dans le monde entier.

L'Ayurvéda est bien plus qu'une simple forme de médecine. C'est un système de connaissance holistique qui englobe la santé physique, mentale et spirituelle. C'est une philosophie de vie qui nous enseigne comment vivre en harmonie avec nous-mêmes et avec l'univers qui nous entoure. C'est un héritage précieux des anciens sages de l'Inde qui ont observé la nature, étudié les cycles de la vie et nous ont légué une sagesse intemporelle.

Au fil des siècles, l'Ayurvéda a évolué, s'est adaptée aux besoins changeants de la société, mais a conservé ses principes fondamentaux.

Ce livre vous emmènera dans un voyage à travers le temps pour explorer les racines de l'Ayurvéda, depuis les premiers textes sacrés des Védas jusqu'à son rôle actuel dans le domaine de la médecine alternative et de la promotion de la santé.

L'Ayurvéda est une richesse inestimable de la culture indienne, une source inépuisable de connaissances et une boussole pour ceux qui cherchent à vivre en harmonie avec la nature et avec eux-mêmes. Ce livre a pour ambition de vous guider dans cet univers fascinant, en vous offrant un aperçu complet de ses racines historiques, de ses principes philosophiques et de ses implications dans le monde moderne.

J'espère que ce voyage à travers les pages suivantes sera une expérience enrichissante et éclairante pour vous. Que ce livre serve de source d'inspiration pour ceux qui cherchent à approfondir leur compréhension de l'Ayurvéda, qu'il ouvre des portes vers de nouvelles perspectives sur la santé et le bien-être, et qu'il renforce votre appréciation de la richesse culturelle de l'Inde et de sa contribution à la médecine mondiale.
L'Ayurvéda est bien plus qu'un système médical, c'est un mode de vie qui nous encourage à cultiver la conscience de notre propre bien-être, de notre environnement et de notre place dans l'univers.

Puisse ce livre ouvrir votre curiosité...

Avec gratitude et respect,

Stéphane

INTRODUCTION

Définition de l'Ayurvéda

L'Ayurvéda, du terme sanskrit qui se traduit littéralement par « *science de la vie* », est bien plus qu'un système médical traditionnel. C'est une philosophie ancienne qui embrasse la totalité de l'existence humaine, alliant la science de la guérison à une vision holistique de la vie. L'Ayurvéda plonge profondément dans les mystères du corps humain, de l'esprit et de l'âme, et offre des réponses aux questions fondamentales sur la santé, la maladie, la vie et la mort.

À première vue, l'Ayurvéda peut sembler complexe et ésotérique, mais son essence réside dans sa simplicité. C'est une approche de la vie qui nous encourage à vivre en harmonie avec la nature, à écouter notre corps et à comprendre les signaux qu'il nous envoie. C'est un système qui reconnaît que chaque individu est unique, avec sa propre constitution physique et mentale, et que le chemin vers la santé et le bien-être peut varier d'une personne à l'autre.

Au cœur de l'Ayurvéda se trouve la croyance que notre bien-être physique, mental et spirituel est étroitement lié à notre compréhension de la nature et à notre capacité à maintenir un équilibre harmonieux avec elle. Selon l'Ayurvéda, tout dans l'univers est composé de cinq éléments fondamentaux. Ces éléments se combinent pour former trois forces vitales appelées *Doshas*. La constitution unique de chaque individu est déterminée par la dominance de ces Doshas, et l'équilibre de ces forces est essentiel pour maintenir la santé.

L'Ayurvéda propose une approche proactive de la santé, qui met l'accent sur la prévention des maladies plutôt que sur le traitement des symptômes. Elle encourage des modes de vie sains, une alimentation équilibrée, la méditation, le yoga et l'utilisation de remèdes naturels pour restaurer et maintenir l'équilibre du corps. Elle reconnaît également l'importance des émotions, de l'environnement et du *Karma* dans la santé globale d'un individu.

L'une des caractéristiques les plus fascinantes de l'Ayurvéda est sa capacité à s'adapter à l'évolution des besoins de l'individu. Elle ne propose pas de solutions universelles, mais plutôt des recommandations personnalisées en fonction de la constitution et des déséquilibres spécifiques de chaque personne. Cette approche individualisée est l'un des éléments clés de la médecine ayurvédique qui continue d'attirer l'attention du monde entier.

Dans ce livre, nous explorerons en profondeur les origines, les principes philosophiques et les applications modernes de l'Ayurvéda. Nous plongerons dans les enseignements des anciens sages indiens, découvrirons comment l'Ayurvéda s'est développée au fil des siècles, et examinerons son rôle actuel dans la médecine alternative et la promotion de la santé. Nous aborderons également les controverses et les défis auxquels l'Ayurvéda a été confrontée, ainsi que les perspectives futures de cette médecine millénaire.

L'importance de l'Ayurvéda dans la médecine traditionnelle indienne

L'Ayurvéda est un pilier fondamental de la culture indienne depuis des millénaires, une véritable école de pensée qui a profondément influencé la manière dont les indiens abordent la santé, la vie et la spiritualité.

Pour comprendre pleinement l'importance de l'Ayurvéda, il est essentiel de plonger dans le tissu même de la société indienne et d'explorer comment cette tradition a évolué et prospéré au fil du temps.

L'Ayurvéda puise ses racines dans les Védas, les textes sacrés de l'Inde ancienne. Les Védas, datant de plus de 3 000 ans, contiennent des hymnes, des incantations et des connaissances médicales qui ont servi de base à l'Ayurvéda. Ces textes vénérés étaient le résultat de l'observation minutieuse de la nature, des cycles saisonniers et des influences cosmiques sur la santé humaine. Ils exprimaient également la conviction que la santé physique était indissociable de la santé mentale et spirituelle.

L'Ayurvéda était traditionnellement transmise de maître à élève, par le biais d'une relation étroite et personnelle, garantissant ainsi la préservation des connaissances et des pratiques. Les anciens sages et guérisseurs indiens étaient profondément respectés pour leur compréhension de la médecine ayurvédique, et leurs enseignements étaient considérés comme un trésor inestimable.

Au fil des siècles, l'Ayurvéda a continué à évoluer et à s'adapter aux besoins changeants de la société indienne. Elle a été influencée par différentes écoles de pensée philosophiques et a incorporé des éléments de yoga, de méditation et de spiritualité. L'une des caractéristiques les plus remarquables de l'Ayurvéda est sa capacité à rester pertinente malgré l'évolution du temps et des cultures. Aujourd'hui encore, elle est pratiquée dans toute l'Inde, que ce soit dans les villages reculés tout comme dans les grandes villes.

L'Ayurvéda est profondément enracinée dans la croyance indienne en la notion de *Dharma*, qui représente le devoir moral et spirituel de chaque individu. Selon l'Ayurvéda, suivre son Dharma est essentiel pour maintenir la santé et le bien-être. Cette croyance a un impact considérable sur la façon dont les Indiens prennent soin d'eux-mêmes et des autres. L'Ayurvéda offre des outils pour comprendre son propre Dharma, pour équilibrer les forces vitales du corps et pour vivre en harmonie avec la nature.

En outre, l'Ayurvéda a joué un rôle crucial dans la préservation de la santé de la population indienne pendant des siècles. Ses principes de base, tels que l'importance de l'équilibre des Doshas, de l'alimentation équilibrée et de la prévention des maladies, ont permis de maintenir la santé de nombreuses générations. Encore aujourd'hui, de nombreuses personnes en Inde s'appuient sur les principes de l'Ayurvéda pour rester en bonne santé et guider leur vie quotidienne.

Au-delà de l'Inde, l'Ayurvéda a également attiré l'attention du monde entier en tant que système de médecine alternative respecté. Les principes holistiques de l'Ayurvéda, son approche individualisée de la santé et ses traitements naturels ont trouvé un écho favorable dans de nombreuses cultures. De plus en plus de gens à travers le monde cherchent à bénéficier de la sagesse ancienne de l'Ayurvéda pour améliorer leur santé physique et mentale.

Les objectifs du livre

L'objectif premier de ce livre est de vous guider dans un voyage fascinant à travers les fondements historiques et philosophiques de l'Ayurvéda. Nous avons entrepris cette exploration pour plusieurs raisons importantes.

Tout d'abord, nous croyons fermement que la sagesse de l'Ayurvéda détient des réponses précieuses aux défis de la santé et du bien-être auxquels nous sommes confrontés dans le monde moderne. Dans un contexte où la médecine est de plus en plus axée sur le traitement des symptômes plutôt que sur la prévention des maladies, l'Ayurvéda offre une perspective rafraîchissante. En comprenant les principes fondamentaux de cette médecine holistique, vous serez mieux équipé pour prendre en charge votre propre santé et prévenir d'éventuels déséquilibres.

Deuxièmement, ce livre vise à démystifier l'Ayurvéda. Bien que cette tradition soit riche et complexe, elle n'est pas réservée à une élite éclairée. L'Ayurvéda est accessible à tous, et nous espérons que ce livre vous aidera à comprendre ses principes de base et à les appliquer dans votre vie quotidienne. Que vous soyez un chercheur de vérité spirituelle, un professionnel de la santé ou simplement une personne curieuse en quête d'une vie plus saine, nous vous invitons à plonger dans ce trésor de connaissances.

Troisièmement, ce livre vise à créer une passerelle entre l'Ayurvéda et le monde moderne. Nous explorerons comment cette ancienne médecine a évolué pour s'adapter aux besoins changeants de la société, comment elle est actuellement intégrée dans la médecine alternative et comment elle continue d'influencer la santé globale. Nous vous inviterons à réfléchir à la manière dont l'Ayurvéda peut compléter les approches médicales conventionnelles et promouvoir le bien-être dans un monde en constante évolution.

Enfin, ce livre vise à inspirer une nouvelle génération de chercheurs, de praticiens et de passionnés de l'Ayurvéda. En explorant les racines historiques et philosophiques de cette médecine, nous espérons susciter la curiosité et l'engagement envers cette tradition ancienne. Nous souhaitons que les lecteurs soient inspirés à approfondir leur compréhension de l'Ayurvéda, à contribuer à son évolution et à partager ses bienfaits avec le monde.

LES ORIGINES DE L'AYURVEDA

L'HERITAGE ANTIQUE DE LA MEDECINE INDIENNE

Les Védas et leur influence sur l'Ayurvéda

Les quatre Védas, les textes sacrés les plus anciens de l'Inde, constituent la source primaire de la connaissance sacrée et médicale qui a influencé l'Ayurvéda. Ces textes, dont les origines remontent à environ 1500 à 1200 avant notre ère, sont le Rigveda, le Yajurveda, le Samaveda et l'Atharvaveda. Parmi eux, l'Atharvaveda est reconnu comme le plus étroitement lié à la médecine et à la guérison.

Le Rigveda, le plus ancien des Védas, est un recueil de 10 livres d'hymnes poétiques qui rendent hommage à la nature, aux dieux et à l'univers. Bien que le Rigveda ne se concentre pas spécifiquement sur la médecine, il jette déjà les bases de la vision holistique qui sous-tend l'Ayurvéda. Les hymnes du Rigveda, sources importantes pour la compréhension de la religion, de la mythologie, de la culture védique de l'Inde ancienne, ainsi que pour l'étude de la linguistique historique du sanskrit, célèbrent la vie, la vitalité et la connexion de l'homme à la nature. Ils expriment la conviction que l'homme fait partie intégrante de l'univers et que sa santé dépend de l'harmonie avec les forces cosmiques.

« *L'homme est en harmonie avec les éléments de la nature. Sa santé dépend de l'équilibre entre les forces célestes et terrestres.* », dans le Rigveda.

L'Atharvaveda contient des enseignements sur la médecine, la sorcellerie, la divination, la protection contre le mal, la guérison, les hymnes pour la prospérité et d'autres sujets variés.

Il a un caractère plus pragmatique et moins rituel que les autres Védas, et il offre un aperçu de la vie quotidienne et des préoccupations des gens de l'Inde ancienne. Il joue un rôle important dans la compréhension de la culture et de la société védiques, ainsi que dans l'évolution des pratiques religieuses et spirituelles en Inde.

L'Atharvaveda se distingue par sa compilation d'incantations, de formules magiques et de remèdes qui abordent une vaste gamme de sujets, dont la médecine, la chirurgie, la guérison des maladies, et même la prévention des maux. Ces enseignements révèlent une compréhension profonde de la relation entre l'homme, la nature et les forces cosmiques.

« *Que tous les maux s'éloignent de nous, que le bonheur vienne vers nous. Que les plantes nous guérissent, que les incantations nous préservent, que la nature nous soutienne.* », dans l'Atharvaveda.

L'influence des Védas sur l'Ayurvéda est incontestable. Les premiers praticiens de l'Ayurvéda ont puisé leur inspiration dans les connaissances médicales contenues dans l'Atharvaveda, et ces enseignements ont été précieusement préservés et transmis de génération en génération. Ils ont fourni la base sur laquelle l'Ayurvéda a été développée et affinée au fil des siècles.

« *La guérison vient de la connaissance, et la connaissance provient des Védas. Dans les Védas, nous trouvons la clé pour comprendre le corps, l'esprit et l'âme.* », dans l'Atharvaveda.

Les textes védiques ont également souligné l'importance de considérer la santé comme un équilibre entre le corps, l'esprit et l'âme, une idée fondamentale qui est au cœur de la pratique ayurvédique. Les éléments naturels, les cycles de la nature et les forces cosmiques ont été évoqués dans les Védas, et ils sont devenus des éléments clés de l'Ayurvéda.

« *L'homme est un microcosme de l'univers, et la santé dépend de l'harmonie entre les forces naturelles et les forces internes de l'individu.* », dans l'Atharvaveda.

En explorant cette première influence des Védas sur l'Ayurvéda, nous jetons les bases de notre voyage à travers les racines historiques de cette médecine ancienne.

Les premiers textes ayurvédiques

Pour comprendre pleinement l'Ayurvéda, il est essentiel de plonger dans les textes anciens qui ont donné naissance à cette tradition millénaire de médecine et de bien-être. Les premiers textes ayurvédiques ont joué un rôle essentiel dans la consolidation, la systématisation et la transmission des connaissances médicales et

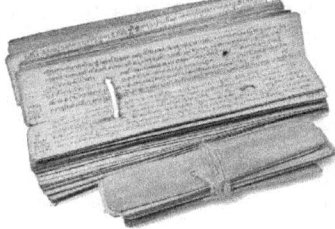

philosophiques qui sous-tendent l'Ayurvéda. Parmi ces textes fondateurs, trois se distinguent particulièrement : la Charaka Samhita, la Sushruta Samhita et l'Ashtanga Hridaya. Ces ouvrages, écrits il y a des milliers d'années, restent des piliers de la médecine ayurvédique et continuent d'influencer la pratique contemporaine.

Anciens écrits ayurvédiques sur feuilles de palmier, Kerala, Inde

➢ La Charaka Samhita : La Bible de l'Ayurvéda

Attribuée au sage Charaka (mais le terme *Charaka* peut aussi se référer à la tradition médicale dans son ensemble), la Charaka Samhita est l'un des textes les plus célèbres et influents de l'Ayurvéda. Il aurait été rédigé entre le 2ème siècle avant notre ère et le 2ème siècle de notre ère, ce qui en fait l'une des premières œuvres médicales écrites au monde. La Charaka Samhita est souvent décrite comme la bible de l'Ayurvéda en raison de sa richesse de connaissances médicales, de son approche holistique de la santé et de ses principes fondamentaux.

Ce texte monumental est organisé en huit sections, appelées *Sthanas*, qui couvrent tous les aspects de la médecine ayurvédique :

1. Sutrasthana : Cette section traite des principes fondamentaux de l'Ayurvéda, de la philosophie médicale, de l'éthique médicale, et des concepts de base tels que les Doshas (forces biologiques), les Dhatus (tissus corporels) et les Malas (déchets corporels).

2. Nidanasthana : Cette section concerne la nosologie et le diagnostic des maladies. Elle décrit les méthodes de diagnostic, les symptômes, les causes et les classifications des maladies.
3. Vimananasthana : Cette section traite des méthodes de mesure et d'évaluation de divers facteurs, notamment la durée de vie, la constitution, le temps, le climat...
4. Sharirasthana : Cette section se concentre sur l'anatomie et la physiologie du corps humain, y compris la description des organes, des tissus, des systèmes corporels...
5. Indriyasthana : Cette section traite des organes des sens, de leurs fonctions, des maladies oculaires et auditives, ainsi que de la psychologie et de la perception.
6. Cikitsasthana : C'est la section dédiée aux méthodes de traitement et de thérapie. Elle couvre les principes de la prescription de médicaments, de la diététique, de la phytothérapie et de la chirurgie.
7. Kalpasthana : Elle se concentre sur la préparation et l'utilisation des médicaments ayurvédiques, ainsi que sur la pharmacologie et les techniques de préparation.
8. Siddhisthana : Cette section traite des maladies spécifiques et des moyens de guérison, ainsi que de la pédiatrie, de la gynécologie, de l'obstétrique et de la toxicologie.

La Charaka Samhita aborde également les principes essentiels qui sous-tendent l'Ayurvéda, tels que l'importance de l'équilibre des Doshas, l'influence des *Gunas* (qualités) sur la santé mentale et physique, et l'harmonie entre le corps, l'esprit et l'âme. Chaque aspect de la médecine ayurvédique est expliqué en détail, des diagnostics aux traitements, en passant par la diététique et les pratiques de bien-être.

Ce qui distingue particulièrement la Charaka Samhita, c'est son approche holistique de la santé. Elle considère l'être humain comme un microcosme de l'univers, où chaque élément est interconnecté. La santé n'est pas simplement l'absence de maladie, mais un état d'équilibre et d'harmonie entre les forces internes et externes. Ce concept sous-tend la médecine ayurvédique et guide la prise en charge des patients.

Jean Papin, spécialiste français du sanskrit, en livre une formidable traduction et interprétation en 3 tomes (voir *Bibliographie*).

> ➢ La Sushruta Samhita : L'Art de la Chirurgie Ayurvédique

La Sushruta Samhita est attribuée au sage Sushruta (mais le terme *Sushruta* peut aussi se référer à la tradition chirurgicale dans son ensemble), qui aurait également vécu entre le 2ème siècle avant notre ère et le 2ème siècle de notre ère. Ce texte est principalement axé sur la chirurgie, ce qui en fait l'un des premiers textes médicaux au monde à traiter en détail les techniques chirurgicales.

La Sushruta Samhita est une œuvre remarquable qui décrit des procédures chirurgicales avancées pour une époque ancienne. Il comprend des détails sur la chirurgie plastique, la cataracte, la lithotomie (l'ablation de calculs rénaux), la trépanation du crâne, et bien d'autres procédures. Sushruta a également exploré les principes de l'anesthésie, de l'asepsie (prévention des infections) et de la réhabilitation post-opératoire, témoignant d'une compréhension impressionnante de la chirurgie.

La Sushruta Samhita va au-delà de la chirurgie pour aborder d'autres aspects de la médecine ayurvédique, notamment la pharmacologie, la nutrition et la gestion des maladies. Elle décrit en détail la préparation et l'utilisation de médicaments à base de plantes, ainsi que la manière de diagnostiquer et de traiter diverses affections.

> ➢ L'Ashtanga Hridaya : La Synthèse Complète

L'Ashtanga Hridaya, écrit par le sage Vagbhata au 6ème siècle de notre ère, est un texte qui a consolidé et synthétisé les enseignements de la Charaka Samhita et de la Sushruta Samhita.

Il est souvent utilisé comme un manuel de référence complet pour les praticiens en Ayurvéda. L'Ashtanga Hridaya, ce qui se traduit littéralement par *cœur des huit branches*, est divisé en 6 grandes sections :

1. Sutrasthana : Cette section traite des principes fondamentaux de l'Ayurvéda, de la philosophie médicale, de l'éthique médicale et des bases conceptuelles de la médecine ayurvédique.

2. Nidanasthana : Elle concerne le diagnostic des maladies, et aborde les symptômes, les causes, les classifications des maladies et les méthodes de diagnostic.

3. Sharirasthana : Cette section se concentre sur l'anatomie et la physiologie du corps humain, avec description des organes, des tissus et des systèmes corporels.

4. Cikitsasthana : Cette section traite des méthodes de traitement médical, des prescriptions de médicaments, de la diététique, de la phytothérapie et des techniques de soin.

5. Kalpasthana : Cette section couvre la pharmacologie et la préparation des médicaments. Elle détaille notamment la formulation des médicaments à base de plantes et d'autres substances naturelles.

6. Uttarasthana : Cette section traite de maladies spécifiques et de leurs traitements, y compris par la chirurgie.

Ces premiers textes ayurvédiques ont contribué de manière significative à l'organisation des connaissances médicales, à l'établissement de principes et de protocoles de traitement, et à la diffusion de l'Ayurvéda dans toute l'Inde. Ils ont jeté les bases de la tradition médicale ayurvédique telle que nous la connaissons aujourd'hui et ont permis à cette science millénaire de prospérer au fil des siècles.

LES ARYENS ET L'AYURVEDA

Les Aryens et leur rôle dans le développement de l'Ayurvéda

Pour comprendre les origines de l'Ayurvéda, il est essentiel de remonter dans le temps pour explorer le rôle crucial joué par les Aryens dans son développement. Les Aryens étaient un groupe ethnique indo-européen qui a migré vers la vallée de l'Indus depuis le nord-ouest de l'Inde vers 1500 avant notre ère. Leur arrivée a eu un impact significatif sur la culture, la langue et la spiritualité de l'Inde ancienne, et elle a également laissé une empreinte indélébile sur l'Ayurvéda.

L'arrivée des Aryens dans la vallée de l'Indus a marqué un tournant dans l'histoire de l'Inde ancienne. Ils ont apporté avec eux une langue indo-européenne, le sanskrit, qui est devenu la base de nombreux textes religieux, philosophiques et médicaux, y compris ceux qui ont façonné l'Ayurvéda. Les hymnes des Védas, les textes sacrés les plus anciens de l'Inde, ont été composés en sanskrit par les Aryens.

Les Aryens étaient également des érudits et des chercheurs dans de nombreux domaines, y compris celui de la médecine. Ils ont développé une compréhension préliminaire de la médecine qui a posé les bases pour le développement ultérieur de l'Ayurvéda. Leurs connaissances médicales initiales ont été intégrées aux textes védiques, en particulier à l'Atharvaveda, où l'on trouve des incantations et des remèdes pour la guérison des maladies. Ils ont également élaboré des méthodes de diagnostic basées sur l'observation des symptômes et des signes physiques, méthodes qui ont jeté les bases de l'évaluation médicale en Inde antique.

L'Ayurvéda a évolué au fil des siècles à partir de ces bases posées par les Aryens. La contribution majeure des Aryens a été d'introduire la langue sanskrite dans la région, ce qui a permis de transmettre et de consolider les connaissances médicales et philosophiques. Les textes sacrés védiques ont été rédigés en sanskrit, et c'est dans ces textes que l'on trouve les premières références à la médecine ayurvédique.

L'Ayurvéda est devenu un système médical systématisé avec le temps, en incorporant les connaissances des Aryens, mais aussi les enseignements d'autres groupes ethniques et cultures (comme ceux des Dravidiens) qui s'étaient installés dans la région. Elle a progressivement évolué pour devenir une médecine holistique qui prend en compte les aspects physiques, mentaux, émotionnels et spirituels de la santé.

Aujourd'hui, l'héritage des Aryens dans l'Ayurvéda demeure un rappel de la richesse de la culture et de la philosophie indiennes anciennes. Leur contribution à la langue, à la spiritualité et à la médecine continue d'influencer la pratique et la compréhension contemporaine de l'Ayurvéda. Les textes médicaux rédigés en sanskrit par les Aryens sont toujours étudiés et utilisés par les praticiens ayurvédiques d'aujourd'hui, ce qui témoigne de la persistance de cette tradition médicale millénaire.

L'influence de la culture aryenne sur la médecine ayurvédique

Comme on l'a vu, la culture aryenne a exercé une influence profonde et durable sur la médecine ayurvédique. Cette influence ne se limite pas seulement à la langue et à la transmission des connaissances, mais s'étend également à la philosophie, à la spiritualité et à la vision globale de la santé qui sous-tendent l'Ayurvéda.

L'un des aspects les plus visibles de l'influence aryenne sur l'Ayurvéda est la langue sanskrite. Les Aryens ont introduit le sanskrit dans la région de l'Inde ancienne, et cette langue est devenue le véhicule principal de la transmission des connaissances médicales et philosophiques. Les textes sacrés védiques, y compris l'Atharvaveda, qui contient les premiers enseignements médicaux, ont été rédigés en sanskrit.

Le sanskrit a joué un rôle fondamental dans la préservation et la diffusion des enseignements de l'Ayurvéda. Les textes médicaux anciens, tels que la Charaka Samhita et la Sushruta Samhita, ont été rédigés en sanskrit, ce qui a permis leur conservation au fil des siècles. Cette langue a également facilité la traduction et l'étude de l'Ayurvéda dans d'autres cultures et langues.

La culture aryenne a apporté une philosophie profondément spirituelle à l'Inde ancienne, qui a eu un impact direct sur la médecine ayurvédique. Les Aryens ont introduit la croyance en l'unité fondamentale de l'homme avec l'univers, une notion qui a façonné la vision holistique de la santé dans l'Ayurvéda.

La philosophie védique enseigne que l'homme est un microcosme de l'univers, et que la santé découle de l'harmonie entre les forces naturelles (les éléments, les saisons) et les forces internes de l'individu (les Doshas, les Gunas). Cette idée fondamentale sous-tend la médecine ayurvédique, qui considère la maladie comme une perturbation de cet équilibre.

La spiritualité aryenne, imprégnée de la recherche de l'harmonie et de l'éveil spirituel, a également laissé sa marque sur l'Ayurvéda. Les Aryens ont développé des pratiques spirituelles, des méditations et des rituels qui visent à équilibrer l'esprit, à apaiser les émotions et à favoriser la paix intérieure. Ces pratiques sont souvent intégrées aux traitements ayurvédiques pour promouvoir une guérison complète, qui englobe à la fois le corps et l'esprit.

Les Aryens étaient étroitement connectés à la nature et aux cycles des saisons. Leurs enseignements ont souligné l'importance de vivre en harmonie avec les saisons et de s'adapter aux changements environnementaux. Cette sensibilité à la nature se retrouve dans l'Ayurvéda, qui recommande des ajustements saisonniers dans l'alimentation, le mode de vie et les rituels de bien-être afin de maintenir l'équilibre interne.

L'influence culturelle et philosophique des Aryens continue d'être profondément enracinée dans l'Ayurvéda moderne. Cette vision holistique de la santé, qui intègre le corps, l'esprit et l'âme, est une caractéristique distinctive de l'Ayurvéda qui remonte à l'héritage aryen. La médecine ayurvédique perpétue cette tradition millénaire en continuant à explorer les liens entre l'homme, la nature et l'univers.

L'Ayurveda et l'Hindouisme

Les liens philosophiques et spirituels entre l'Ayurvéda et l'Hindouisme

L'Ayurvéda et l'Hindouisme partagent une profonde harmonie sur les plans philosophique, spirituel et pratique, qui s'exprime également à travers la relation entre ces traditions médicales et les dieux vénérés dans l'Hindouisme, notamment Dhanvantari, le dieu de l'Ayurvéda.

L'un des fondements de l'Hindouisme est la croyance en l'unité fondamentale de toute existence, où chaque individu est considéré comme une étincelle de la divinité suprême. En effet, l'*Atman* est l'âme individuelle ou le soi intérieur de chaque être humain, et il est considéré comme une manifestation intrinsèque du *Brahman*, qui est la réalité ultime et la divinité suprême dans l'hindouisme. L'idée fondamentale est que l'Atman de chaque individu est éternel, immuable et indissociable du Brahman, ce qui signifie que chaque être humain est intrinsèquement divin.

Cette notion philosophique est en parfaite résonance avec la vision de l'Ayurvéda, qui considère également l'homme comme un microcosme de l'univers. Dans cette perspective, la santé découle de l'harmonie entre le corps, l'esprit et l'âme.

Les dieux du panthéon hindou, tels que Brahma (le créateur), Vishnu (le préservateur), Shiva (le destructeur/régénérateur) et Dhanvantari (le dieu de l'Ayurvéda, qui est un avatar de Vishnu), sont vénérés comme des manifestations de la divinité suprême, Brahman. L'Ayurvéda intègre cette vision en considérant que la maladie est souvent causée par des déséquilibres qui perturbent la connexion spirituelle entre l'individu et le divin. Le rétablissement de cette harmonie est au cœur de la médecine ayurvédique.

En Ayurvéda, il existe une correspondance entre les dieux hindous et les Doshas (les forces biologiques et énergétiques qui régissent le corps et l'esprit) :

- Vata est lié à Shiva. En effet, Vata est associé aux éléments Air et Ether, ce qui lui confère des qualités de légèreté, de mobilité et de rapidité. Or Shiva, dans l'Hindouisme, est le dieu de la destruction et de la régénération. Il est souvent représenté dansant dans un état méditatif et transcendant. Sa danse, appelée la « danse de la destruction », symbolise la transformation constante de l'univers. La correspondance entre Vata et Shiva réside dans le fait que Vata est responsable de la mobilité et du changement constants dans le corps et l'esprit. Lorsque Vata est déséquilibré, il peut entraîner des problèmes tels que l'anxiété, l'insomnie et la nervosité, reflétant la nature en constante évolution de Vata, qui est également inhérente à la danse de Shiva.

- Pitta est lié à Durga. Pitta est associé aux éléments Feu et Eau, ce qui lui donne des qualités de chaleur, d'intensité et de transformation. Or Durga, dans l'Hindouisme, est une déesse guerrière qui incarne la puissance et la force. Elle est souvent représentée en train de vaincre des démons et de rétablir l'ordre dans l'univers. La correspondance entre Pitta et Durga réside dans le fait que Pitta est responsable de la transformation et de la digestion dans le corps. Lorsque Pitta est en déséquilibre, il peut provoquer de la chaleur (sous forme de fièvre ou d'inflammation), de l'irritabilité et de l'acidité, des qualités qui sont également associées à l'intensité de Durga dans sa quête pour éliminer le mal et restaurer l'harmonie.

- Kapha est lié à Vishnu et à son avatar, Dhanvantari. Kapha est associé aux éléments Terre et Eau, ce qui lui confère des qualités de stabilité, d'humidité et de douceur. Vishnu, dans l'Hindouisme, est le dieu de la préservation et de la protection de l'univers. Il est souvent représenté comme celui qui maintient l'ordre et l'harmonie. Dhanvantari est le dieu de l'Ayurvéda, vénéré pour sa connaissance médicale et sa capacité à guérir. Il est souvent représenté portant un pot d'Amrita, l'élixir de l'immortalité. La correspondance entre Kapha, Vishnu et Dhanvantari réside dans le fait que Kapha est responsable de la stabilité et

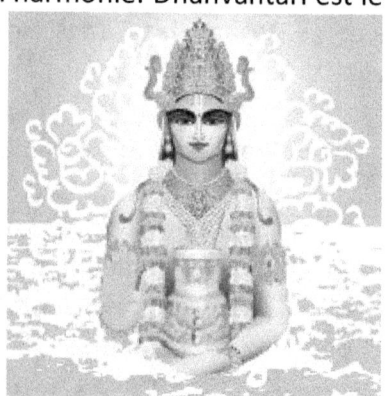

Représentation du dieu Dhanvantari portant le pot d'Amrita

de la préservation de la santé dans le corps. Lorsque Kapha est en déséquilibre, il peut provoquer de la lourdeur, de la stagnation et de la léthargie, des qualités qui sont en harmonie avec le rôle de Vishnu en préservant l'ordre dans l'univers et avec Dhanvantari en promouvant la guérison et la longévité.

Cette correspondance entre les dieux et les Doshas met en lumière la vision holistique de l'Ayurvéda, où chaque aspect de la vie est considéré comme sacré et interconnecté. Les pratiques de bien-être et de guérison ayurvédiques visent à maintenir l'équilibre des Doshas, favorisant ainsi la communion spirituelle avec les divinités.

L'Hindouisme enseigne également les concepts de *Karma* (la loi de cause à effet) et de *Dharma* (le devoir moral). Ces concepts sont intimement liés à la vision ayurvédique de la santé. Selon l'Ayurvéda, les choix de vie, les habitudes et les actions passées jouent un rôle majeur dans la santé actuelle d'un individu. Les déséquilibres des Doshas et des Gunas (les qualités mentales et émotionnelles) peuvent découler du Karma antérieur. La guérison ayurvédique vise à rétablir l'harmonie pour favoriser une vie conforme au Dharma, ou au devoir moral.

L'Hindouisme valorise la spiritualité et la quête de la vérité spirituelle, et l'Ayurvéda intègre cette dimension spirituelle dans ses traitements. Les praticiens ayurvédiques peuvent recommander des pratiques de méditation, de yoga et de pranayama (techniques de respiration) pour apaiser l'esprit, favoriser la guérison et atteindre un état de bien-être supérieur. Ces pratiques permettent également de se rapprocher des divinités, y compris de Dhanvantari, le dieu de l'Ayurvéda, et de transcender les souffrances du monde matériel.

L'Ayurvéda, les dieux hindous et l'Hindouisme forment un mariage sacré entre la science médicale, la spiritualité et la dévotion. Cette harmonie profonde a persisté pendant des milliers d'années et continue d'influencer la manière dont les Indiens et de nombreuses autres personnes du monde entier abordent la médecine, la spiritualité et la vie en général.

Les pratiques rituelles et les rituels de guérison

L'Ayurvéda ne se limite pas à la simple prescription de remèdes médicinaux. Elle intègre également des pratiques rituelles et des rituels de guérison qui visent à restaurer l'harmonie entre le corps, l'esprit et l'âme. Ces pratiques s'inscrivent dans le cadre de la spiritualité hindoue et contribuent à la dimension holistique de l'Ayurvéda. Parmi celles-ci on peut citer :

- Purification et Préparation : Le Rituel du Panchakarma

Le Panchakarma est l'un des rituels de guérison les plus connus de l'Ayurvéda. Il vise à purifier le corps des toxines accumulées et à rétablir l'équilibre des Doshas. Ce rituel comprend cinq étapes principales : les vomissements thérapeutiques (*Vamana*), la purge thérapeutique (*Virechana*), les lavements (*Basti*), la thérapie nasale (*Nasya*) et les saignées thérapeutiques (*Rakta Mokshana*). Chacune de ces étapes a un objectif précis, de la lubrification des tissus à l'élimination des impuretés.

- Méditation et Yoga : Cultiver la Paix Intérieure

L'Ayurvéda encourage la méditation et le yoga comme des pratiques essentielles pour apaiser l'esprit et favoriser la guérison. La méditation permet de calmer les pensées et de se connecter à un niveau plus profond de conscience, tandis que le yoga offre des postures et des techniques de respiration pour renforcer le corps et équilibrer les énergies. Méditation et yoga doivent être adaptés à la constitution et aux déséquilibres de l'individu.

- Mantras et Prières : L'Harmonie Par les Sons

Les mantras, qui sont des phrases ou des mots sacrés récités de manière répétitive, sont utilisés dans l'Ayurvéda pour canaliser l'énergie positive et éliminer les obstacles à la guérison. Les prières sont également courantes, offertes pour solliciter la grâce des divinités hindoues, notamment Dhanvantari, le dieu de l'Ayurvéda, afin de bénir le processus de guérison.

Le mantra sanskrit dédié à Dhanvantari est : « ॐ नमो भगवते महा-सुधार्षण वासुदेवाय धन्वंतरये अमृत-कलश हस्ताये, सर्वामय विनाशनाय सर्व-रोग निवारणाय त्रिलोक्य नाथाय श्री महा-विष्णवे नमःॐ » ce qui peut se traduire par : « *Ôm, Je m'incline devant la divinité du grand Dhanvantari, de Vasudeva (un autre nom pour Vishnu), le seigneur des trois mondes, la cruche d'ambroisie à la main, pour la destruction de toutes les maladies, de toutes les affections, pour la prévention, révérences à la splendeur divine, je m'incline devant le suprême Vishnu, Ôm* »

- Alimentation et Diététique : La Préparation des Plats Ayurvédiques

La préparation des repas est considérée comme un rituel sacré dans l'Ayurvéda. Les aliments sont soigneusement choisis en fonction des Doshas de chaque individu, et la préparation des plats suit des principes spécifiques pour équilibrer les énergies et favoriser la digestion. Les repas sont souvent consommés dans un environnement calme et conscient.

- Auto-Massage et Soins du Corps : Nourrir l'Âme et le Corps

L'auto-massage, connu sous le nom d'*Abhyanga*, est une pratique courante dans l'Ayurvéda. Il consiste à masser le corps avec de l'huile spécialement sélectionnée en fonction du Dosha de la personne. Cela favorise la circulation, détend les muscles et nourrit la peau, tout en apportant un profond sentiment de bien-être.

Ces pratiques rituelles et rituels de guérison s'inscrivent dans la philosophie holistique de l'Ayurvéda, qui reconnaît l'importance de l'harmonie entre le corps, l'esprit, l'âme et l'environnement pour maintenir la santé et le bien-être. Elles renforcent également les liens entre l'Ayurvéda et l'Hindouisme, en intégrant la spiritualité et la dévotion dans le processus de guérison.

L'AYURVEDA ET LE BOUDDHISME

L'influence de l'Ayurvéda sur la médecine bouddhiste

L'Ayurvéda a exercé une influence significative sur le développement de la médecine bouddhiste, contribuant à la formation d'une approche holistique de la santé au sein de cette tradition spirituelle. Bien que le Bouddhisme ait ses propres enseignements et pratiques distincts, l'impact de l'Ayurvéda sur la médecine bouddhiste se manifeste à travers plusieurs aspects clés :

• Le partage des connaissances médicales :
Au moment de l'émergence du Bouddhisme en Inde, au Vème siècle avant notre ère, l'Ayurvéda était déjà solidement établi en tant que système médical holistique. Les moines bouddhistes, tout en suivant les enseignements spirituels de Siddhartha Gautama (le Bouddha historique), étaient également engagés dans l'étude des sciences, dont la médecine ayurvédique. Les textes médicaux ayurvédiques ont été traduits en langues bouddhistes, permettant aux moines bouddhistes d'accéder à un vaste trésor de connaissances médicales.

• L'équilibre des éléments et des Doshas :
L'Ayurvéda met l'accent sur l'équilibre des 5 éléments (Terre, Eau, Feu, Air, Ether) et des Doshas (Vata, Pitta, Kapha) pour maintenir la santé. Cette perspective a influencé la médecine bouddhiste, qui reconnaît également l'importance de l'équilibre des éléments dans le maintien de la vitalité et de l'harmonie du corps mais y a omis l'élément Ether (il n'y a que 4 éléments dans la médecine bouddhiste : la Terre, l'Eau, le Feu et l'Air).

- Des pratiques holistiques et l'intégration de la spiritualité : L'Ayurvéda considère la santé comme le résultat de l'harmonie entre le corps, l'esprit et l'âme. Cette approche holistique a inspiré la médecine bouddhiste, qui valorise la pleine conscience et la méditation comme des pratiques essentielles pour la santé mentale et spirituelle. L'union de la médecine ayurvédique et des pratiques bouddhistes a donné naissance à une vision globale de la guérison.

- Les plantes médicinales :
Les deux traditions partagent également une riche connaissance des plantes médicinales. Les moines bouddhistes, dans leur quête de spiritualité et de guérison, ont exploré les propriétés curatives des herbes et des plantes, tirant parti des enseignements de l'Ayurvéda sur l'utilisation des remèdes naturels.

L'influence de l'Ayurvéda sur la médecine bouddhiste illustre la manière dont les traditions médicales et spirituelles se croisent et s'enrichissent mutuellement dans le contexte culturel et historique de l'Inde ancienne. Cela montre également comment les principes fondamentaux de l'harmonie, de l'équilibre et de la spiritualité sont universels et transcendent les frontières entre les différentes croyances et pratiques médicales.

Les principes de guérison dans la tradition bouddhiste

Dans la tradition bouddhiste, les principes de guérison sont ancrés dans une approche holistique de la santé, qui vise à restaurer l'équilibre physique, mental et spirituel.

Voici quelques-uns des principes de guérison clés dans la tradition bouddhiste :

- **L'équilibre des Quatre Eléments :** Comme mentionné précédemment, la médecine bouddhiste repose sur le concept des Quatre Eléments (Terre, Eau, Feu, Air) pour comprendre la nature du corps et des déséquilibres. La guérison consiste à rétablir l'harmonie entre ces éléments en utilisant diverses pratiques, telles que la méditation, les régimes alimentaires appropriés et d'autres traitements naturels.

- **La méditation et la pleine conscience :** La méditation joue un rôle essentiel dans la guérison bouddhiste. Elle aide à calmer l'esprit, à réduire le stress et à favoriser la clarté mentale. La pleine conscience est utilisée pour prendre conscience des sensations corporelles, des émotions et des pensées, ce qui peut conduire à une meilleure compréhension des causes sous-jacentes des maladies.

- **La compassion et la bienveillance :** La compassion envers soi-même et envers les autres est un principe fondamental dans le bouddhisme. Dans le contexte de la guérison, la compassion encourage l'empathie envers les souffrances des autres et favorise un environnement de soutien social, ce qui est bénéfique pour la santé mentale et émotionnelle.

- **L'utilisation des plantes médicinales :** La médecine traditionnelle bouddhiste inclut souvent l'utilisation de plantes médicinales pour traiter divers maux. Ces remèdes naturels sont choisis en fonction des principes ayurvédiques et des connaissances locales sur les propriétés des plantes. Parmi celles-ci, on citera l'Ashwagandha, le Neem ou le Guduchi, bien connues de la médecine ayurvédique.

- **Le respect de l'éthique et des préceptes :** Les bouddhistes sont encouragés à suivre les préceptes moraux, tels que l'abstention de nuire, la vérité, l'abstention de vol... Vivre une vie éthique est considéré comme essentiel pour maintenir la santé et la sérénité.

- L'interconnexion de tous les êtres : La vision bouddhiste de l'interconnexion de tous les êtres renforce l'idée que la santé individuelle est liée à la santé collective et à l'équilibre de l'environnement. Prendre soin de la planète et des autres est un aspect important de la guérison.

En résumé, la guérison dans la tradition bouddhiste repose sur des principes d'équilibre, de méditation, de compassion, de respect éthique et de reliance à la nature et à l'ensemble de l'humanité. Elle cherche à restaurer l'harmonie non seulement dans le corps physique, mais aussi dans l'esprit et l'âme. Tout comme l'Ayurvéda.

LES PRINCIPES PHILOSOPHIQUES DE L'AYURVEDA

L'Ayurvéda ne se limite pas à la simple guérison des maux physiques. Elle embrasse une philosophie holistique qui explore les profondeurs de la relation entre l'homme et son environnement, entre la santé et la maladie.

Ce chapitre plonge dans les principes philosophiques fondamentaux qui forment le socle de l'Ayurvéda. Il dévoile la vision unique de cette médecine millénaire, où l'individu est considéré comme un microcosme en harmonie avec le macrocosme, où l'équilibre des forces intérieures et extérieures est primordial, et où la compréhension des Doshas, des Gunas, et bien plus encore, joue un rôle central dans la recherche de la santé et du bien-être.

LES CONCEPTS FONDAMENTAUX

Les Cinq Eléments

L'un des concepts fondamentaux de l'Ayurvéda est celui des cinq éléments, également connus sous le nom de *Pancha Mahabhutas*. Ces éléments, qui sont les blocs de construction fondamentaux de toute la création, jouent un rôle essentiel dans la compréhension de la santé et de la maladie dans l'Ayurvéda.

Les cinq éléments sont les suivants :

- **La Terre (*Prithivi*)** : L'élément Terre est associé à la solidité, à la stabilité et à la structure.
  Dans le corps, il se manifeste sous forme de tissus corporels solides, tels que les os et les muscles.
  Sur le plan psychologique, il est lié à la stabilité, à la persévérance et à la résistance au changement.

- **L'Eau (*Jala* ou *Ap*)** : L'élément Eau représente la fluidité, la cohésion et l'humidité.
  Il est présent dans les liquides corporels tels que le sang, la lymphe et les fluides synoviaux.
  Sur le plan psychologique, il est associé aux émotions, à la compassion et à l'adaptabilité.

- **Le Feu (*Agni*)** : L'élément Feu est lié à la chaleur, à la digestion et à la transformation.
  Il est responsable des processus métaboliques dans le corps et est associé au feu digestif, *Jatharagni*.
  Sur le plan psychologique, il est lié à la détermination, à la passion et à l'intellect.

- **L'Air (*Vayu*)** : L'élément Air est associé au mouvement, à la mobilité et à la légèreté.
  Il est essentiel pour les processus de circulation, de respiration et de mouvement dans le corps et du corps lui-même.
  Sur le plan psychologique, il est lié à la créativité, à la flexibilité et à la spontanéité.

- **L'Ether (*Akasha*)** : L'élément Ether est subtil et représente l'espace, la vacuité et le potentiel.
  Il est considéré comme le support de tous les autres éléments et est associé au son et au son intérieur.
  Sur le plan psychologique, il est lié à l'expansion, à l'ouverture et à la conscience universelle.

Ces cinq éléments ne sont pas seulement des concepts abstraits dans l'Ayurvéda, mais ils sont également considérés comme des forces actives dans le corps et dans l'esprit. Chaque individu est unique en fonction de la proportion et de la combinaison de ces éléments dans son corps et dans son esprit. Cette combinaison constitue sa constitution individuelle, ou *Prakritti*. Comprendre son Prakritti est essentiel pour personnaliser les approches de la santé et de la guérison, car elle influence la susceptibilité aux maladies et les besoins spécifiques en matière de régime alimentaire, de mode de vie et de traitement.

L'équilibre entre ces éléments est au cœur de la philosophie ayurvédique. Lorsque les éléments sont en équilibre, on jouit d'une bonne santé physique et mentale. Cependant, des déséquilibres peuvent survenir en raison de facteurs internes et externes, tels que l'alimentation, le mode de vie, les émotions, le stress, le climat... Les déséquilibres des éléments sont la cause sous-jacente de nombreuses maladies selon l'Ayurvéda.

Pour rétablir l'équilibre, l'Ayurvéda utilise des approches personnalisées basées sur la constitution individuelle. Par exemple, une personne dominée par le Dosha Vata (association des éléments Air et Ether) pourrait bénéficier d'un régime alimentaire et d'un mode de vie qui favorisent la stabilité et la chaleur, tandis qu'une personne dominée par le Dosha Pitta (association des éléments Feu et Eau) aurait besoin d'éléments plus rafraîchissants pour éviter la surchauffe.

En outre, l'Ayurvéda considère les saisons et les cycles de la vie comme influençant les éléments. Par exemple, l'été est considéré comme une période où le Dosha Pitta peut augmenter, ce qui peut nécessiter des ajustements dans l'alimentation et le mode de vie pour maintenir l'équilibre.

En somme, la compréhension des cinq éléments et de leur influence sur la constitution individuelle est l'un des piliers de l'Ayurvéda. Cela permet non seulement de prévenir les maladies en maintenant l'équilibre, mais aussi de traiter efficacement les déséquilibres lorsque des problèmes de santé surviennent. La personnalisation des approches de santé en fonction de la constitution individuelle est une caractéristique distinctive de l'Ayurvéda qui la rend unique et puissante dans le domaine de la médecine holistique.

Les trois Doshas

Le concept fondamental de l'Ayurvéda qui découle des Cinq Eléments est celui des *Doshas*. Les Doshas sont les trois principes biologiques et énergétiques qui régissent tous les processus physiologiques, psychologiques et émotionnels du corps humain. Comprendre ce que représente les Doshas est essentiel pour équilibrer la santé et prévenir les maladies selon l'Ayurvéda. Les trois Doshas sont Vata, Pitta et Kapha, chacun d'entre eux ayant des caractéristiques uniques et des rôles spécifiques dans le corps et dans l'esprit.

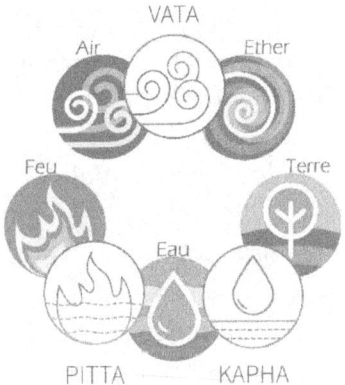

Les 3 Doshas et les 5 Eléments

> Vata

Le Dosha Vata est principalement associé aux éléments Air et Ether. Il est responsable des mouvements, de la légèreté, de la sécheresse, de la mobilité et de la créativité. Vata est considéré comme le Dosha le plus subtil, et il joue un rôle essentiel dans de nombreuses fonctions corporelles et mentales.

Les caractéristiques de Vata :

- Léger : Les individus dominés par Vata ont souvent une constitution légère, mince et sont généralement plus petits en stature. Ils ont tendance à perdre du poids facilement.

- Froid : Vata est associé à la fraîcheur et à la sensibilité au froid. Les personnes Vata peuvent avoir des mains et des pieds froids, ainsi qu'une intolérance au froid.

- Sec : La sécheresse est une caractéristique de Vata. Cela peut se manifester par une peau sèche, des cheveux secs, des ongles cassants, et une tendance à la constipation.

- Mobile : Vata est responsable de la mobilité dans le corps. Les individus Vata ont tendance à être actifs, à bouger rapidement et à avoir une énergie variable.

- Créatif : Vata est lié à la créativité, à l'imagination et à la pensée agile. Les personnes Vata sont souvent créatives et ont un esprit vif.

Les fonctions de Vata :

- Contrôle des mouvements corporels : Vata régit la respiration, la circulation sanguine, la contraction musculaire et les mouvements intestinaux.

- Stimulation du système nerveux : Vata est responsable de la transmission des signaux nerveux, ce qui influence la coordination, la pensée et la réactivité.

- Gestion de la flexibilité et de la mobilité : Vata maintient la souplesse des articulations et des muscles, ce qui favorise la mobilité.

- Régulation des processus mentaux : Vata joue un rôle dans la pensée, la créativité, la communication et la prise de décision.

Les déséquilibres de Vata :

Un excès de Vata peut entraîner divers déséquilibres, tels que l'anxiété, l'insomnie, la constipation, la perte de poids excessive, la sécheresse de la peau, la nervosité et la fatigue mentale.

Les changements de saison, les voyages fréquents, le stress et un régime alimentaire inapproprié peuvent tous perturber Vata.

Le rééquilibrage de Vata :
Pour équilibrer Vata, il est recommandé de suivre un régime chaud, nutritif et hydratant.
Des routines de vie régulières, la méditation, le yoga et des massages à l'huile tiède sont également bénéfiques pour apaiser Vata.
Les individus Vata doivent éviter les aliments froids, secs et crus, ainsi que les environnements froids et venteux.

> Pitta

Le Dosha Pitta est principalement associé aux éléments Feu et Eau. Il est responsable de la chaleur, de la digestion, de la transformation, de l'intelligence et de la concentration. Pitta joue un rôle central dans de nombreuses fonctions métaboliques et intellectuelles.

Les caractéristiques de Pitta :
- Chaud : Les personnes dominées par Pitta ont souvent une température corporelle légèrement plus élevée. Elles ont tendance à être sensibles à la chaleur et à transpirer facilement.
- Intense : Pitta est associé à l'intensité, à la détermination et à la compétitivité. Les individus Pitta sont souvent des leaders naturels et ont une forte volonté.
- Acide : Pitta est lié à l'acidité et à la digestion. Les individus Pitta peuvent avoir une digestion puissante, mais ils sont également susceptibles aux problèmes gastro-intestinaux type acidité grastrique ou brûlures d'estomac.
- Tranchant : La clarté mentale, la concentration et la perspicacité sont des caractéristiques de Pitta. Les personnes Pitta ont souvent une forte capacité d'analyse et de prise de décision.
- Huileux : Pitta est également associé à l'huile et à la lubricité. Les personnes Pitta peuvent avoir une peau grasse et des cheveux lisses.

Les fonctions de Pitta :

- Gestion de la digestion : Pitta est responsable de la digestion des aliments, de la production d'enzymes digestives et de l'absorption des nutriments.
- Régulation de la température corporelle : Pitta aide à maintenir la température corporelle en équilibre. Un excès de Pitta peut provoquer une surchauffe.
- Stimulation de l'intellect : Pitta joue un rôle dans la pensée logique, la concentration, l'apprentissage et la mémoire.
- Promotion de la vitalité : Pitta est lié à la vitalité, à l'énergie et à la force physique.

Les déséquilibres de Pitta :

Un excès de Pitta peut conduire à des déséquilibres tels que l'irritabilité, l'acidité gastrique, l'inflammation, la colère, l'agressivité et les éruptions cutanées.

Les facteurs qui peuvent perturber Pitta sont, entre autres, la consommation excessive d'aliments épicés, l'exposition à la chaleur excessive et le stress émotionnel.

Le rééquilibrage de Pitta :

Pour équilibrer Pitta, il est recommandé de suivre un régime rafraîchissant et apaisant, d'éviter les aliments épicés et acides, et de pratiquer des activités relaxantes comme la méditation et le yoga.

Les environnements frais et calmes sont bénéfiques pour les personnes Pitta.

➢ Kapha

Le Dosha Kapha est principalement associé aux éléments Terre et Eau.

Il est responsable de la stabilité, de la cohésion, de la lubrification, de la patience et de la compassion.

Kapha joue un rôle essentiel dans le maintien de la structure corporelle et de la résistance.

Les caractéristiques de Kapha :

- Lourd : Les individus dominés par Kapha ont souvent une constitution corporelle plus lourde et sont plus enclins à prendre du poids. Ils ont tendance à avoir des os plus solides.
- Froid : Kapha est associé à la fraîcheur et à la tolérance au froid. Les personnes Kapha sont généralement moins sensibles aux températures froides.
- Stable : La stabilité, la persévérance et la loyauté sont des caractéristiques de Kapha. Les individus Kapha sont souvent calmes et patients.
- Humide : Kapha est lié à l'humidité, à la lubrification et à la douceur. Les personnes Kapha peuvent avoir une peau douce et une texture de cheveux plus épaisse.
- Mentalement apaisant : Kapha favorise une mentalité stable, équilibrée et compatissante.

Les fonctions de Kapha :

- Protection des tissus corporels : Kapha maintient la lubrification des articulations, des muscles et de la peau. Il joue un rôle dans la régénération des tissus.
- Stabilisation de l'énergie : Kapha offre une énergie stable et constante, contrairement aux hauts et aux bas.
- Promotion de la résistance immunitaire : Kapha est lié à la résistance du corps aux maladies et aux infections.
- Soutien émotionnel : Kapha favorise la compassion, la compréhension et l'amour inconditionnel envers les autres.

Les déséquilibres de Kapha :

Un excès de Kapha peut entraîner des déséquilibres tels que la prise de poids, la léthargie, la dépression, la congestion, la complaisance et la stagnation.

Les facteurs qui peuvent perturber Kapha sont, entre autres, une alimentation excessive en aliments riches et lourds, le manque d'exercice et un mode de vie sédentaire.

Le rééquilibrage de Kapha :
Pour équilibrer Kapha, il est recommandé de suivre un régime alimentaire léger et épicé, de pratiquer régulièrement de l'exercice physique pour stimuler le métabolisme, et de maintenir une routine de vie active.

Les environnements secs et chauds sont bénéfiques pour les personnes Kapha.

Il est important de noter que chaque individu a une constitution unique basée sur la combinaison des Doshas. Par exemple, une personne peut avoir une constitution Vata-Pitta, ce qui signifie qu'elle présente des caractéristiques des deux Doshas. Cette constitution unique influence la façon dont une personne réagit aux facteurs internes et externes, et donc sa susceptibilité aux maladies.

En outre, les Doshas peuvent interagir les uns avec les autres de différentes manières. Par exemple, Vata et Pitta ont tendance à augmenter en été, ce qui peut provoquer des déséquilibres si des mesures d'apaisement ne sont pas prises. L'Ayurvéda utilise ces connaissances pour personnaliser les recommandations en matière de régime, de mode de vie et de traitement pour chaque individu, en fonction de sa constitution et des déséquilibres actuels.

Les Doshas Vata, Pitta et Kapha sont les piliers fondamentaux de la philosophie ayurvédique. Ils sont essentiels pour comprendre la constitution individuelle, les déséquilibres de santé et la personnalisation des approches de la guérison. En équilibrant ces Doshas, l'Ayurvéda vise à promouvoir la santé holistique, à prévenir les maladies et à restaurer l'harmonie dans le corps et l'esprit. La connaissance des Doshas et de leur impact sur la santé continue d'inspirer la médecine ayurvédique et son approche holistique de la guérison.

Les sept Dhatus

Les *Dhatus* représentent un autre concept fondamental de l'Ayurvéda. Ils sont les tissus corporels de base qui forment la structure et la fonction du corps humain. Comprendre ce que sont et comment fonctionnent les Dhatus est essentiel pour évaluer la santé, diagnostiquer les maladies et déterminer les traitements ayurvédiques appropriés. Les Dhatus sont au nombre de sept, chacun ayant une fonction unique dans le maintien de la vitalité et de l'équilibre du corps et de l'esprit.

> ➢ Rasa Dhatu (Tissu Plasmatique)

Le premier des sept Dhatus est Rasa Dhatu, souvent traduit comme le tissu plasmatique ou le tissu lymphatique. Il est formé à partir de la digestion des aliments que nous consommons et constitue la base pour la création des autres Dhatus. Rasa Dhatu est essentiellement liquide et est responsable de la nutrition des cellules, du transport des nutriments et de la circulation lymphatique.

Les caractéristiques de Rasa Dhatu :
- Liquide : Rasa Dhatu est principalement constitué de fluides corporels, dont le plasma sanguin et la lymphe.
- Fonction nutritive : Sa principale fonction est d'apporter les nutriments essentiels aux cellules.
- Rôle dans l'immunité : Il est également impliqué dans le soutien du système immunitaire, en transportant les globules blancs et en éliminant les toxines.
- Influence émotionnelle : Dhatu est associé aux émotions et à la satisfaction, car il nourrit également le cerveau et les organes sensoriels.

L'équilibre de Rasa Dhatu est crucial pour la santé globale, car il affecte la qualité de la nutrition cellulaire, la résistance aux maladies et le bien-être émotionnel. Un déséquilibre peut entraîner des problèmes tels que des carences nutritionnelles, une faiblesse immunitaire et des troubles émotionnels.

> Rakta Dhatu (Tissu Sanguin)

Le deuxième Dhatu est Rakta Dhatu, ou le tissu sanguin. Il est formé à partir de Rasa Dhatu et est essentiel pour le transport de l'oxygène et des nutriments vers toutes les parties du corps. Rakta Dhatu joue également un rôle clé dans la régulation de la température corporelle et du pH sanguin.

Les caractéristiques de Rakta Dhatu :
- Rouge : Rakta Dhatu est principalement constitué de globules rouges, qui transportent l'oxygène.
- Fonction nutritive : Il transporte les nutriments et l'oxygène aux cellules et élimine les déchets métaboliques.
- Rôle dans l'immunité : Il contient les globules blancs qui combattent les infections et les maladies.
- Influence émotionnelle : Rakta Dhatu est lié aux émotions et à l'expression émotionnelle.

L'équilibre de Rakta Dhatu est essentiel pour la santé globale et le tonus. Les déséquilibres peuvent entraîner des problèmes tels que l'anémie, l'excès de chaleur corporelle, les troubles circulatoires et certains troubles émotionnels, dont la colère.

> Mamsa Dhatu (Tissu Musculaire)

Le troisième Dhatu est Mamsa Dhatu, ou le tissu musculaire. Il est formé à partir de Rakta Dhatu et est responsable de la mobilité, de la force et du maintien de la structure corporelle.

Les caractéristiques de Mamsa Dhatu :
- Solide : Mamsa Dhatu est principalement constitué de fibres musculaires.
- Fonction motrice : Il permet les mouvements du corps, y compris la souplesse et la force.
- Soutien de la structure : Il contribue à la forme et à la structure corporelle générale.

- Influence émotionnelle : Mamsa Dhatu est lié à la vitalité et à la capacité à agir.

L'équilibre de Mamsa Dhatu est essentiel pour la force physique, la mobilité et la santé musculaire. Les déséquilibres peuvent entraîner des problèmes tels que la faiblesse musculaire, la perte de masse musculaire et des problèmes de mobilité.

> Meda Dhatu (Tissu Adipeux)

Le quatrième Dhatu est Meda Dhatu, ou le tissu adipeux. Il est formé à partir de Mamsa Dhatu et est responsable de l'isolation, de la lubrification des articulations et de la réserve d'énergie du corps.

Les caractéristiques de Meda Dhatu :
- Gras : Meda Dhatu est principalement constitué de graisse.
- Fonction isolante : Il aide à maintenir la température corporelle en isolant le corps contre la chaleur et le froid.
- Lubrification des articulations : Il contribue à la lubrification des articulations pour faciliter les mouvements.
- Réserves d'énergie : Il stocke l'énergie sous forme de graisse pour une utilisation ultérieure.
- Influence émotionnelle : Meda Dhatu est lié aux émotions en rapport à la satisfaction et à la sécurité.

L'équilibre de Meda Dhatu est essentiel pour l'isolation corporelle, la lubrification des articulations et la réserve d'énergie. Les déséquilibres peuvent entraîner des problèmes tels que l'obésité, les troubles métaboliques et les déséquilibres hormonaux.

> Asthi Dhatu (Tissu Osseux)

Le cinquième Dhatu est Asthi Dhatu, ou le tissu osseux. Il est formé à partir de Mamsa Dhatu et est responsable de la structure et de la stabilité du corps. Asthi Dhatu comprend également les dents et les ongles.

Les caractéristiques de Asthi Dhatu :
- Dur : Asthi Dhatu est principalement constitué d'os solides.
- Fonction de support : Il fournit une structure solide pour le corps et soutient les organes internes.
- Protection des organes : Il protège les organes internes vitaux tels que le cerveau et le cœur.
- Influence émotionnelle : Asthi Dhatu est lié à la stabilité et à la confiance en soi.

L'équilibre d'Asthi Dhatu est essentiel pour une bonne structure corporelle, la stabilité et la santé osseuse. Les déséquilibres peuvent entraîner des problèmes tels que la fragilité osseuse, l'ostéoporose et les troubles dentaires.

➢ Majja Dhatu (Tissu Médullaire)

Le sixième Dhatu est Majja Dhatu, ou le tissu médullaire. Il est formé à partir de Asthi Dhatu et est responsable de la lubrification de la moelle épinière, du cerveau et des articulations. Majja Dhatu joue également un rôle dans la production de moelle osseuse et de cellules sanguines.

Les caractéristiques de Majja Dhatu :
- Médullaire : Majja Dhatu est principalement constitué de substances médullaires et huileuses.
- Lubrification des articulations : Il contribue à la lubrification des articulations pour faciliter les mouvements.
- Protection du système nerveux : Il protège la moelle épinière et le système nerveux central.
- Production de moelle osseuse : Il est impliqué dans la production de moelle osseuse et de cellules sanguines.
- Influence émotionnelle : Majja Dhatu est lié à la stabilité émotionnelle et à la résistance au stress.

L'équilibre de Majja Dhatu est essentiel pour assurer la lubrification des articulations, la protection du système nerveux et la production de cellules sanguines. Les déséquilibres peuvent entraîner des problèmes tels que la dégénérescence des articulations, les troubles neurologiques et les problèmes sanguins.

> ➢ Shukra Dhatu (Tissu Reproducteur)

Le septième et dernier Dhatu est Shukra Dhatu, ou le tissu reproducteur. Il est responsable de la reproduction, de la fertilité et de la régénération cellulaire. Chez les hommes, il est associé au sperme, tandis que chez les femmes, il est lié à l'ovule et à l'utérus.

Les caractéristiques de Shukra Dhatu :
- Reproducteur : Shukra Dhatu est principalement associé aux organes de reproducteurs.
- Fonction de régénération : Il est impliqué dans la régénération cellulaire et la croissance.
- Influence émotionnelle : Shukra Dhatu est lié aux émotions en rapport avec la production et la créativité.

L'équilibre de Shukra Dhatu est essentiel pour la reproduction, la fertilité et la régénération cellulaire. Les déséquilibres peuvent entraîner des problèmes tels que l'infertilité et les troubles menstruels.

Les Dhatus sont interconnectés et dépendent les uns des autres. Par exemple, Rasa Dhatu est la base de formation pour les autres Dhatus, car il nourrit Rakta Dhatu, qui à son tour forme Mamsa Dhatu, et ainsi de suite. Tout déséquilibre dans un Dhatu peut avoir un impact sur les autres, ce qui montre l'importance de maintenir un bon équilibre dans l'ensemble du système.

En Ayurvéda, l'évaluation des Dhatus est essentielle pour déterminer la constitution individuelle (*Prakritti*) et les déséquilibres actuels (*Vrikritti*) d'une personne. Un praticien ayurvédique peut évaluer les Dhatus en utilisant des méthodes telles que la prise de pouls, l'observation des selles et de l'urine, l'examen de la langue, ainsi que l'analyse des symptômes et de l'historique de la personne.

L'Ayurvéda propose des traitements spécifiques pour rétablir l'équilibre des Dhatus. Ceux-ci peuvent inclure des modifications du régime alimentaire, du mode de vie, l'utilisation de plantes médicinales, des massages et des thérapies de purification. L'objectif est de rétablir l'équilibre des Dhatus afin de promouvoir la santé et de prévenir ou de traiter les maladies.

Les Gunas et leur relation avec les Doshas

Dans l'Ayurvéda, la philosophie de base repose sur la compréhension de la nature humaine en termes d'énergie et d'équilibre. Les Gunas et les Doshas sont deux concepts clés qui permettent de décrire ces forces fondamentales qui influencent la santé et le bien-être d'une personne. Les Gunas sont les qualités et les attributs fondamentaux de la nature, et ils jouent un rôle crucial dans la manière dont les Doshas s'expriment et interagissent dans le corps et l'esprit.

Les Gunas sont donc les qualités et les attributs qui composent la nature et tout ce qui nous entoure. Selon l'Ayurvéda, il existe trois Gunas principaux, chacun ayant ses propres caractéristiques et son influence sur notre état mental, émotionnel et physique. Ces trois Gunas sont :

- Sattva : Sattva représente la pureté, la clarté, la connaissance et l'harmonie. Il est associé à la vérité, à la compassion et à la sagesse. Lorsque Sattva prédomine, une personne est calme, paisible et équilibrée. Elle éprouve de la joie et de la compassion envers les autres. Sattva favorise la clarté mentale, la prise de décision et la créativité. Il est considéré comme la qualité la plus élevée et la plus désirable.

- Rajas : Rajas est associé à l'activité, à la passion, à la stimulation et à l'agitation. Il est lié à l'ambition, à la compétitivité et à la recherche du plaisir. Lorsque Rajas prédomine, une personne peut être impatiente, anxieuse et sujette aux sautes d'humeur. Bien qu'elle puisse être dynamique et créative, elle peut aussi être impulsive et agitée. Rajas est une qualité intermédiaire.

- Tamas : Tamas représente l'inertie, l'obscurité, la confusion et la stagnation. Il est associé à la paresse, à la dépression et à la confusion. Lorsque Tamas prédomine, une personne peut être léthargique, apathique et résistante au changement. Elle peut manquer de motivation et de clarté mentale. Tamas est considéré comme la qualité la plus basse et la moins désirable.

Comme les trois Doshas, les trois Gunas existent en chacun de nous, mais leur proportion varie d'une personne à l'autre. L'équilibre des Gunas est essentiel pour la santé et le bien-être. Un excès de Rajas ou de Tamas peut entraîner des déséquilibres physiques et émotionnels, tandis que la prédominance de Sattva est associée à la santé optimale et à la paix intérieure.

La relation entre les Gunas et les Doshas réside dans le fait que les Doshas sont influencés par les Gunas. Chacun des Doshas a des qualités qui correspondent aux Gunas, ce qui permet de mieux comprendre leur fonctionnement et leurs déséquilibres potentiels.

➢ Vata : Vata est principalement influencé par Rajas et Tamas. Rajas contribue à l'aspect mobile de Vata, tandis que Tamas peut provoquer des déséquilibres en rendant Vata anxieux ou apathique.
Sattva favorise l'équilibre de Vata en apportant de la clarté et du calme à son caractère mobile.

➢ Pitta : Pitta est principalement influencé par Rajas.
La passion et l'activité de Rajas sont en harmonie avec la nature intense de Pitta. Toutefois, un excès de Rajas peut rendre Pitta agressif ou impatient.
Sattva favorise l'équilibre de Pitta en lui apportant une clarté mentale et une intelligence bien dirigée.

➢ Kapha : Kapha est principalement influencé par Tamas et Sattva.
Tamas peut rendre Kapha paresseux ou stagnant, tandis que Sattva peut apporter une dimension spirituelle et de la compassion à sa nature stable.
Un Kapha équilibré est caractérisé par une harmonie entre ces deux Gunas.

L'objectif de l'Ayurvéda est d'atteindre l'équilibre des Doshas et des Gunas pour favoriser la santé et le bien-être. Cela signifie que chaque individu devrait chercher à maintenir un équilibre entre les trois Doshas tout en favorisant la prédominance de Sattva parmi les Gunas.

• Pour équilibrer Vata, qui est influencé par Rajas et Tamas, il est essentiel de cultiver la clarté mentale et d'éviter les stimuli excessifs qui peuvent stimuler le côté agité de Vata.

• Pour équilibrer Pitta, qui est principalement influencé par Rajas, il est important de cultiver la tranquillité d'esprit et de réduire les facteurs de stress qui peuvent aggraver le côté intense de Pitta.

- Pour équilibrer Kapha, qui est influencé par Tamas et Sattva, il est crucial de maintenir une activité physique régulière pour éviter la stagnation tout en favorisant la compassion.

Les Gunas et les Doshas sont deux concepts essentiels de l'Ayurvéda qui décrivent les forces fondamentales de la nature et de la physiologie humaine. La relation entre ces deux aspects permet de mieux comprendre comment l'équilibre énergétique dans le corps et l'esprit peut être maintenu. En cultivant la prédominance de Sattva parmi les Gunas tout en équilibrant les Doshas, chacun peut atteindre un état de santé optimal et de bien-être holistique. L'Ayurvéda offre des outils précieux nécessaires à cette quête d'harmonie intérieure et de vitalité.

EQUILIBRE ET DESEQUILIBRE

Les notions de Prakritti (constitution) et de Vrikritti (déséquilibre)

L'Ayurvéda repose sur des principes fondamentaux qui visent à maintenir la santé, à prévenir les maladies et à rétablir l'harmonie corporelle et mentale. Au cœur de cette philosophie médicale se trouvent deux concepts fondamentaux : Prakritti et Vrikritti. Ces termes essentiels sont au centre de la compréhension des forces qui influencent la santé et le bien-être d'un individu.

Prakritti : L'Etat Naturel de l'Être
Prakritti, qui peut être traduit littéralement par « nature » ou « constitution », représente l'état naturel et inné de chaque individu. Selon l'Ayurvéda, chaque personne naît avec une constitution unique qui détermine sa physiologie, son tempérament, sa prédisposition aux maladies et même sa personnalité. Prakritti est très majoritairement influencé par les Doshas, les forces biologiques et énergétiques.

- Vata, régi par les éléments Air et Ether, est associé à la légèreté, à la mobilité et à la créativité. Les individus à dominante Vata ont tendance à être minces, créatifs et enthousiastes.
Dans leur état de Prakritti, ils sont par exemple généralement énergiques et mentalement alertes.

- Pitta, régi par les éléments Feu et Eau, est lié à la chaleur, à l'intensité et à la concentration. Les personnes à dominante Pitta sont souvent déterminées, intelligentes et ont un métabolisme fort. En Prakritti, elles ont par exemple une digestion efficace et sont déterminées.

- Kapha, régi par les éléments Terre et Eau, est caractérisé par la stabilité, la douceur et la compassion. Les individus Kapha sont généralement calmes, tolérants et ont une bonne endurance.
En Prakritti, ils ont par exemple une peau saine et une constitution robuste.

L'évaluation du Prakritti d'un individu est essentielle en Ayurvéda pour personnaliser les recommandations de bien-être et de traitement. Les praticiens ayurvédiques utilisent principalement des questionnaires sur la physiologie et sur la psychologie (*Prashna*), notamment sous la forme d'entretiens, et l'observation des caractéristiques physiques (*Darshan*) pour déterminer la constitution dominante d'une personne. Il s'agit d'un processus holistique qui prend en compte l'état physique, mental et émotionnel de l'individu.

En Ayurvéda, le but ultime est de maintenir l'individu dans son état de Prakritti, c'est-à-dire de préserver sa constitution innée. Cela se réalise en adoptant un mode de vie, une alimentation et des habitudes qui équilibrent les Doshas en fonction de la constitution naturelle de chaque personne.

Par exemple, une personne de Prakritti Vata, avec une prédominance de l'élément Air, doit éviter les aliments froids et secs, privilégier une alimentation chaude et nourrissante, et pratiquer des activités qui apaisent son esprit actif, comme la méditation.

Vrikritti : L'Etat de Déséquilibre

Vrikritti survient lorsque les Doshas sortent de leur état d'équilibre naturel et créent des perturbations dans le corps et dans l'esprit. Les facteurs qui contribuent au déséquilibre doshique peuvent être un régime alimentaire inapproprié, des influences environnementales, du stress émotionnel, des infections, et d'autres choses encore. Lorsque les Doshas sont en déséquilibre, cela peut se manifester de différentes manières.

- Vata déséquilibré peut se manifester par de l'anxiété, de l'insomnie, des douleurs articulaires, des problèmes de digestion, et une grande sensation de froid. Les personnes peuvent alors se sentir dispersées et agitées.

- Pitta déséquilibré peut provoquer de la colère, de l'irritabilité, des brûlures d'estomac, des éruptions cutanées, et des troubles hépatiques. Les personnes peuvent alors devenir trop critiques et impatientes.

- Kapha déséquilibré peut entraîner de la léthargie, de la dépression, de l'obésité, des problèmes respiratoires et de la congestion. Les personnes peuvent alors devenir apathiques et sédentaires.

Identifier les signes du déséquilibre doshique est essentiel en Ayurvéda pour prévenir les maladies. Lorsque les Doshas sont déséquilibrés, le corps est vulnérable aux maladies et aux troubles. Par conséquent, il est essentiel de prendre des mesures pour rétablir l'équilibre et revenir à l'état de Prakritti.

Le traitement en Ayurvéda vise à rétablir l'équilibre des Doshas. Il peut inclure des ajustements alimentaires, l'utilisation de plantes médicinales, des pratiques de yoga spécifiques, des méditations, des massages ayurvédiques, et d'autres approches holistiques qui visent à réguler les Doshas déséquilibrés. Les conseils personnalisés tiennent compte de la constitution de l'individu, de son état de déséquilibre et des facteurs environnementaux.

La compréhension des concepts de Prakritti et de Vrikritti en Ayurvéda est essentielle pour maintenir l'harmonie corporelle et mentale. L'Ayurvéda enseigne que la prévention des maladies et le rétablissement de la santé passent par l'équilibre des Doshas et par l'adoption d'un mode de vie en accord avec sa constitution naturelle. En identifiant les déséquilibres doshiques et en prenant des mesures pour les corriger, chacun peut aspirer à une vie saine et équilibrée, en accord avec son Prakritti inné. L'Ayurvéda offre ainsi une approche personnalisée et holistique de la santé, mettant l'accent sur la prévention et le maintien de l'harmonie à tous les niveaux de l'être.

Comment maintenir l'équilibre selon l'Ayurvéda

Dans ce chapitre, nous explorerons en profondeur les principes et les pratiques qui permettent de maintenir l'équilibre selon l'Ayurvéda.

1. Comprendre notre Prakritti :
Comme nous l'avons vu, la première et la plus importante des étapes pour maintenir l'équilibre selon l'Ayurvéda est de comprendre notre Prakritti, c'est-à-dire notre constitution de base. En identifiant notre Prakritti, nous pouvons personnaliser notre approche de la santé pour maintenir cet équilibre naturel.

2. Adapter notre Alimentation :

L'Ayurvéda met un fort accent sur l'importance de l'alimentation pour maintenir l'équilibre des Doshas. Chaque aliment a une énergie spécifique qui peut soit équilibrer, soit perturber les Doshas.

Voici quelques conseils pour adapter notre alimentation en fonction de notre constitution :

• Pour Vata : Choisir des aliments chauds, humides et nourrissants. Eviter les aliments froids et secs qui peuvent aggraver Vata. Opter pour des repas réguliers et éviter les longues périodes de jeûne.

• Pour Pitta : Privilégier des aliments frais, sucrés et rafraichissants. Eviter les aliments épicés, acides et chauds qui peuvent augmenter Pitta. Boire beaucoup d'eau pour réguler la température corporelle.

• Pour Kapha : Opter pour des aliments légers, secs et épicés. Eviter les aliments lourds et gras qui peuvent augmenter Kapha. Favoriser la variété dans l'alimentation afin de stimuler le métabolisme.

3. Adopter une Routine Quotidienne (*Dinacharya*) :

L'établissement d'une routine quotidienne est essentiel pour maintenir l'équilibre selon l'Ayurvéda. Une routine bien planifiée peut aider à apaiser Vata, à rafraîchir Pitta et à stimuler Kapha.

Voici quelques éléments clés d'une routine ayurvédique :

• Lever et coucher réguliers : Essayer de se lever et de se coucher à la même heure chaque jour afin de stabiliser l'horloge biologique.

• Hygiène matinale : Pratiquer une routine matinale qui inclue le brossage de la langue, le nettoyage du visage et des dents, et la pratique d'un exercice physique doux.

• Yoga et méditation : Intégrer des séances de yoga et de méditation dans la journée afin de maintenir un équilibre mental et émotionnel.

• Horaires des repas réguliers : Manger à des heures régulières afin de soutenir la digestion.

4. Utiliser des Plantes et des Remèdes Ayurvédiques :

L'Ayurvéda offre une vaste gamme de plantes et de remèdes naturels qui permettent de maintenir l'équilibre des Doshas. Les praticiens ayurvédiques peuvent recommander des préparations à base de plantes spécifiques en fonction de la constitution de la personne et de tout déséquilibre actuel.

Citons parmi les plus connus :

- Le Triphala : Un mélange de trois fruits ayurvédiques qui favorise la digestion et l'élimination, adapté à tous les Doshas.
- L'Ashwagandha : Une plante adaptogène qui peut aider à réduire le stress et à équilibrer Vata et Kapha.
- Le Guduchi : Une plante qui renforce le système immunitaire et qui peut être utile en cas de déséquilibre Pitta.

5. Pratiquer les Auto-Soins et la Méditation :

Les auto-soins sont une composante essentielle du maintien de l'équilibre selon l'Ayurvéda. Prendre du temps pour soi, se détendre, méditer et pratiquer la pleine conscience peuvent aider à apaiser le mental et à réduire le stress, ce qui contribue ainsi à maintenir l'équilibre des Doshas.

- La méditation : La méditation régulière aide à calmer l'esprit, à réduire l'anxiété et à favoriser l'harmonie intérieure.
- Le yoga : La pratique du yoga, en particulier des postures (*Asanas*) et des exercices de respiration (*Pranayamas*) spécifiques à la constitution, peut être bénéfique pour maintenir l'équilibre des Doshas.

6. Eviter les Facteurs de Déséquilibre :

En plus d'adopter des habitudes saines, il est important d'éviter les facteurs de déséquilibre. Les influences environnementales, les situations stressantes, les émotions désagréables et les régimes alimentaires inappropriés peuvent perturber les Doshas. En étant conscient de ces facteurs, il est possible de minimiser autant que possible les déséquilibres.

Maintenir l'équilibre selon l'Ayurvéda est un processus holistique qui prend en compte l'ensemble de l'être. En comprenant le Prakritti, en adaptant l'alimentation, en établissant une routine quotidienne, en utilisant des plantes et des remèdes ayurvédiques, en pratiquant des auto-soins et en évitant les facteurs de déséquilibre, nous pouvons cultiver une vie saine, équilibrée et harmonieuse.

KARMA, DHARMA ET MOKSHA DANS LE SYSTEME AYURVEDIQUE

Le Karma et son influence sur la santé

L'Ayurvéda ne se limite pas à la simple compréhension des déséquilibres corporels et des maladies. Elle plonge profondément dans le tissu complexe de la vie humaine en intégrant des concepts philosophiques fondamentaux tels que le Karma, le Dharma et Moksha. Ces notions s'entrelacent pour former un cadre spirituel et éthique qui guide la compréhension de la santé et de la maladie en Ayurvéda.

Nous allons maintenant étudier le concept de Karma et la manière dont il influe sur la santé en Ayurvéda, jetant ainsi un éclairage unique sur la relation entre le monde intérieur de l'individu et le monde qui l'entoure.

Karma est un mot sanskrit qui signifie littéralement « action » ou « acte ». C'est un concept central dans de nombreux courants de pensée indiens, y compris l'Ayurvéda. Il repose sur l'idée que chaque action, pensée ou intention que nous générons produit des conséquences, que ce soit dans cette vie ou dans des vies futures. Le Karma n'est pas simplement une notion abstraite, mais une force dynamique qui façonne nos expériences.

En Ayurvéda, il est enseigné que nos actes, notamment ceux liés à notre mode de vie, à notre alimentation et à notre comportement, ont un impact direct sur notre santé. Les actions bienveillantes et équilibrées favorisent une santé harmonieuse, tandis que les actions destructrices ou excessives peuvent entraîner des déséquilibres et des maladies.

Les Doshas, les forces biologiques, sont profondément influencés par le Karma. Les actions que nous posons peuvent renforcer ou affaiblir nos Doshas, ce qui a un impact sur notre santé globale.

Par exemple, la surconsommation d'aliments épicés et acides (une action) peut augmenter Pitta et entraîner des problèmes de digestion.

Selon la croyance ayurvédique, le Karma peut également être hérité de vies antérieures. Les actions que nous avons accomplies dans nos incarnations précédentes influencent notre Prakritti, notre constitution innée. Par conséquent, une personne peut naître avec des prédispositions ou des vulnérabilités dues à son Karma antérieur.

En Ayurvéda, il est également enseigné que les déséquilibres doshiques et les maladies qui se manifestent dans cette vie peuvent être liés au Karma accumulé dans des vies passées. La compréhension de ce concept encourage la prise de responsabilité de sa propre santé et de ses actions, car elles sont perçues comme étroitement liées au Karma.

Une des implications fondamentales du concept de Karma en Ayurvéda est la notion de responsabilité personnelle. Les individus sont considérés comme les gardiens de leur propre Karma et de leur propre santé. Comprendre que nos actions produisent des effets profonds sur notre bien-être nous incite à prendre des décisions éclairées pour notre santé.

L'Ayurvéda encourage les choix de vie conscients, tels que l'adoption d'une alimentation équilibrée, la pratique régulière de la méditation et du yoga, et l'évitement de comportements destructeurs. Ces actions sont considérées comme des moyens de créer un Karma positif qui favorise la santé et l'épanouissement.

Cependant, lorsque des déséquilibres doshiques surviennent en raison du Karma négatif accumulé, l'Ayurvéda offre des méthodes de rétablissement de l'équilibre.

Le concept de Karma en Ayurvéda promeut également la compassion envers les autres. Comprendre que chaque individu porte son propre fardeau karmique encourage la compréhension et la bienveillance envers ceux qui souffrent de maladies ou de déséquilibres doshiques.
Il est en outre souligné que juger ou blâmer les autres pour leurs problèmes de santé est contre-productif. La compassion et le soutien sont considérés comme essentiels pour aider les individus à rétablir leur équilibre et à surmonter les défis de santé.

Le concept de Karma dans l'Ayurvéda offre donc un cadre philosophique puissant pour comprendre la relation entre nos actions, notre santé et notre bien-être. Il nous rappelle que chaque choix que nous faisons, que ce soit en termes d'alimentation, de mode de vie ou de comportement, a un impact profond sur notre équilibre doshique et, par extension, sur notre santé. Comprendre le Karma encourage la responsabilité personnelle, la compassion envers soi-même et envers les autres, et offre une perspective holistique sur la santé en tant que composante intégrale de notre voyage spirituel et éthique. En intégrant cette perspective, l'Ayurvéda offre non seulement des moyens de guérison physique, mais aussi un chemin vers une vie équilibrée et significative.

Le rôle du Dharma dans le bien-être

La quête du bien-être de l'Ayurvéda englobe également le concept philosophique du Dharma. Le Dharma, qui signifie « devoir » ou « loi naturelle » en sanskrit, est un pilier essentiel de la vie en Ayurvéda. Il guide nos choix de vie et nos actions sur la voie d'une existence équilibrée.

Le Dharma est un concept complexe et multidimensionnel de la philosophie indienne. Il englobe les principes éthiques, les devoirs, les responsabilités et la loi naturelle qui régissent la vie d'un individu. En Ayurvéda, le Dharma est vu comme un code de conduite qui favorise l'harmonie personnelle et sociale.

Le Dharma est étroitement lié à l'éthique et à la moralité. Il encourage les individus à agir de manière juste, bienveillante et équilibrée dans tous les aspects de leur vie, y compris leur santé.

Le respect du Dharma est considéré comme essentiel pour maintenir l'harmonie personnelle. Lorsque les individus agissent en accord avec leur Dharma, ils se sentent alignés avec leur véritable nature et leur bien-être est favorisé.

Le Dharma guide les choix de vie, y compris ceux liés à la santé et au bien-être. Les actions et les décisions qui sont en accord avec le Dharma sont considérées comme bénéfiques pour la santé globale d'un individu.

Suivre son Dharma en matière d'alimentation implique de choisir des aliments qui sont en accord avec sa constitution (Prakritti) et son état actuel (Vrikritti). Par exemple, une personne avec une constitution Pitta peut choisir des aliments frais et doux pour maintenir son équilibre.

Vivre selon son Dharma implique également d'adopter un mode de vie équilibré qui favorise la santé. Cela peut inclure la pratique régulière du yoga, de la méditation, des activités physiques appropriées à sa constitution et des habitudes de sommeil saines.

Le Dharma encourage la gestion du stress, car le stress excessif est considéré comme allant à l'encontre de la loi naturelle. La méditation et d'autres pratiques de gestion du stress sont donc encouragées afin de maintenir l'équilibre.

Le Dharma ne se limite pas à la relation avec soi-même, il s'étend également aux relations interpersonnelles. En Ayurvéda, des relations harmonieuses sont considérées comme essentielles pour le bien-être.

Le Dharma encourage le respect et la bienveillance envers les autres. Des relations respectueuses et aimantes sont considérées comme favorisant la santé mentale et émotionnelle.

Le Dharma implique également un équilibre entre donner et recevoir. Cela signifie qu'il est important de prendre soin des autres tout en prenant soin de soi, ce qui évite l'épuisement et les déséquilibres.

En Ayurvéda, le bien-être ne se limite pas à la santé physique et mentale, il inclut également la satisfaction spirituelle. Le Dharma est considéré comme un chemin vers la réalisation spirituelle et vers *Moksha*, la libération de la souffrance et de la réincarnation.

En vivant selon son Dharma, un individu est censé progresser sur le chemin de l'éveil spirituel. Ce chemin pouvant inclure la recherche de la vérité, la pratique de la méditation et le développement de la sagesse.

Le Dharma est souvent considéré comme un moyen de se libérer du cycle de la réincarnation (*Samsara*) en accumulant du Karma positif. Atteindre Moksha est le but ultime pour beaucoup de personnes qui suivent les préceptes originels de l'Ayurvéda.

En fin de compte, le Dharma est un guide pour l'épanouissement personnel. Lorsque nous vivons en accord avec notre Dharma, nous sommes plus susceptibles de nous sentir comblés, satisfaits et en bonne santé.

Le Dharma est considéré comme un chemin vers le bonheur durable, car il encourage les actions alignées avec la nature profonde de l'individu.

Le Dharma joue donc un rôle fondamental dans la réalisation du bien-être en Ayurvéda. Il offre un cadre éthique et spirituel qui guide les choix de vie, les actions et les relations afin de favoriser l'harmonie personnelle et sociale. En comprenant et en suivant son Dharma, un individu peut non seulement améliorer sa santé physique et mentale, mais aussi progresser sur le chemin de l'épanouissement spirituel et de la libération du cycle de la réincarnation. Le Dharma est ainsi un pilier essentiel qui éclaire la voie vers un bien-être complet et équilibré.

Moksha : la quête de la libération spirituelle

Au cœur de l'Ayurvéda se trouve un objectif bien plus profond que la simple guérison physique : la quête de la libération spirituelle, connue sous le nom de *Moksha*. Moksha est un concept clé dans la philosophie indienne, et il trouve sa place centrale dans la compréhension de la santé et du bien-être en Ayurvéda.

Moksha signifie « libération » ou « affranchissement » en sanskrit et représente la quête ultime de la vie selon de nombreuses philosophies indiennes. Il s'agit de la libération de l'âme (*Atman*) de la roue du Samsara, le cycle de la naissance, de la mort et de la réincarnation. Atteindre Moksha signifie transcender les limites de la souffrance humaine et réaliser la véritable nature de l'âme.
Pour l'Ayurvéda, le Samsara est considéré comme un cycle de souffrances, de désirs et de renaissances sans fin. Atteindre Moksha signifie mettre fin à ce cycle et atteindre un état d'illumination et de libération.

Il existe différentes voies vers Moksha, chacune étant adaptée aux dispositions et à la spiritualité de chacun. Les principales voies vers Moksha sont les suivantes :
• Le Jnana Yoga : Cette voie repose sur la connaissance et la sagesse. Elle implique une profonde méditation sur la nature de l'âme et la réalité ultime.

- Le Bhakti Yoga : Cette voie est axée sur la dévotion et l'amour envers une divinité ou une réalité suprême. Les dévots recherchent l'union avec le divin par la dévotion et la prière.
- Le Karma Yoga : Cette voie repose sur l'action désintéressée et l'accomplissement de devoirs sans attachement aux résultats. Les actions sont effectuées comme un service au divin.
- Le Hatha Yoga : Cette voie comprend la pratique physique, y compris les postures (*asanas*) et les exercices de respiration (*pranayamas*), pour purifier le corps et l'esprit en vue de la réalisation spirituelle.
- La Méditation : La méditation, quelle que soit la voie empruntée, est souvent un élément essentiel pour atteindre Moksha. Elle permet de calmer l'esprit, de développer la conscience et d'atteindre un état de pureté intérieure.

En Ayurvéda, la quête de Moksha est considérée comme une composante fondamentale du bien-être. La santé physique est étroitement liée à la santé mentale, émotionnelle et spirituelle, et Moksha représente l'apogée de cette santé holistique.

Atteindre Moksha implique souvent de cultiver la discipline personnelle, la méditation et la pleine conscience, qui sont toutes des pratiques bénéfiques pour la santé physique et mentale.

La recherche de Moksha nécessite une profonde compréhension de soi-même. En Ayurvéda, cela se traduit par la connaissance de sa constitution (Prakritti) et de son état actuel (Vrikritti), ce qui guide les choix de vie pour maintenir l'équilibre.

De plus, les Doshas jouent également un rôle dans la quête de Moksha. Les déséquilibres doshiques peuvent entraver le voyage spirituel, il est donc essentiel de les maintenir en équilibre.

La recherche de Moksha implique souvent la réalisation du Soi, l'essence intérieure qui transcende le corps et l'esprit. En Ayurvéda, cette réalisation est étroitement liée à la santé et au bien-être.

La santé physique est considérée comme un véhicule pour la réalisation du Soi. Un corps sain et fort permet de méditer et de se concentrer sur la quête spirituelle.

Les déséquilibres doshiques ou les maladies peuvent représenter des obstacles sur la voie de la réalisation du Soi. L'Ayurvéda vise à éliminer ces obstacles.

Enfin, atteindre Moksha est souvent associé à une profonde paix intérieure et à la compassion envers tous les êtres. En Ayurvéda, cela se traduit par la recherche d'un bien-être global et d'une harmonie avec l'univers.

La compréhension que tous les êtres souffrent dans le cycle du Samsara conduit à la compassion envers les autres. Cela se reflète dans les choix de vie et les actions en Ayurvéda.

Moksha, la quête de la libération spirituelle, est donc au cœur de la philosophie qui sous-tend l'Ayurvéda. Elle transcende la simple guérison physique pour englober la santé mentale, émotionnelle et spirituelle. En Ayurvéda, la recherche de Moksha est considérée comme un chemin vers le bien-être holistique, la réalisation du Soi, la paix intérieure et la compassion envers tous les êtres. Elle nous rappelle que la quête de la santé ne se limite pas à notre corps, mais qu'elle s'étend à l'épanouissement de notre âme.

GEOGRAPHIE DE L'AYURVEDA

LES ORIGINES GEOGRAPHIQUES DE L'AYURVEDA

D'où provient précisément l'Ayurvéda ?

Pour comprendre les origines géographiques précises de l'Ayurvéda, il est essentiel de remonter dans le temps et d'en explorer les racines profondes. Comme nous l'avons vu au cours du 1er chapitre de ce livre, l'Ayurvéda trouve ses origines dans la vallée de l'Indus, l'une des plus anciennes civilisations du monde, et s'est développée dans le sous-continent indien sur des milliers d'années. Cette discipline médicale riche et complexe a évolué en harmonie avec la culture, la philosophie et la géographie de l'Inde, ce qui a contribué à façonner sa nature unique.

L'Ayurvéda a donc vu le jour dans une région située dans le nord-ouest du sous-continent indien, il y a plus de 5 000 ans. À l'époque, cette vallée était le foyer de la civilisation de la vallée de l'Indus, l'une des premières civilisations urbaines du monde, contemporaine de l'Egypte ancienne et de la Mésopotamie. Les vestiges archéologiques de cette civilisation, tels que Mohenjo-Daro et Harappa, témoignent de la sophistication de ses infrastructures urbaines, de son système d'écriture et de son commerce florissant. C'est dans ce contexte que l'Ayurvéda a pris racine.

Les premiers écrits sur l'Ayurvéda, transmis dans les Védas, sont apparus dans la vallée de l'Indus et ont été transmis de génération en génération sous forme d'enseignements oraux avant d'être finalement codifiés en sanskrit.

L'un des aspects uniques de l'Ayurvéda est son caractère holistique, qui est profondément enraciné dans la géographie et la culture de la vallée de l'Indus. Les anciens praticiens ayurvédiques étaient en contact étroit avec la nature, et leur compréhension des plantes médicinales, des éléments naturels et des cycles saisonniers était intimement liée à leur environnement. Les enseignements ayurvédiques ont évolué en harmonie avec la géographie variée de l'Inde. Cette diversité géographique a influencé la variété des remèdes et des pratiques ayurvédiques, et a permise une approche adaptable de la médecine en fonction des besoins locaux.

Les sages et les *rishis* (les savants), qui vivaient dans les ermitages et les ashrams le long des rivières et dans les forêts de l'Inde ancienne, ont joué un rôle central dans le développement de l'Ayurvéda. Ces ermites, qui pratiquaient la méditation et la contemplation, ont développé une profonde compréhension des principes fondamentaux de la vie, de la santé et de la maladie. Ils ont été les premiers à explorer les concepts de Doshas, Dhatus, et Gunas, qui forment le socle de l'Ayurvéda. Leurs observations et leurs enseignements ont d'abord été transmis de manière orale puis écrite, ce qui a permis à cette tradition de perdurer à travers les âges.

Au fil des siècles, l'Ayurvéda s'est développée et a évolué, en intégrant de nouvelles connaissances et influences. Les dynasties royales de l'Inde ancienne, telles que les Maurya et les Gupta, ont contribué à l'essor de l'Ayurvéda en soutenant des centres de guérison et en commanditant des écrits médicaux. Les échanges avec d'autres cultures, notamment la Grèce et la Perse, ont également enrichi les pratiques médicales ayurvédiques.

Ainsi, l'Ayurvéda a émergé de la vallée de l'Indus pour devenir une tradition médicale riche et diversifiée qui continue d'influencer la santé et le bien-être des individus à travers le monde. Cette médecine ancienne, née au cœur de la géographie et de la culture indienne, s'est adaptée au fil du temps pour rester pertinente dans le monde moderne tout en continuant de prospérer en tant que système de guérison holistique.

Comment l'Ayurvéda s'est déployée à travers l'Inde

L'Ayurvéda, enracinée dans la vallée de l'Indus, a commencé son voyage à travers l'Inde ancienne pour devenir un système médical intégral, adapté aux diverses régions géographiques et cultures du sous-continent indien. Ce déploiement à travers l'Inde a été marqué par une expansion géographique, des influences régionales et la création de centres d'excellence médicale.

Les enseignements ayurvédiques, basés sur l'observation directe de la nature et de l'homme, ont été partagés de génération en génération au sein de communautés dédiées à la préservation du savoir médical.

Au fil du temps, des écoles de médecine ayurvédique se sont développées dans différentes régions de l'Inde. Les écoles telles que les écoles de médecine de Takshashila (Taxila) et Nalanda sont devenues des centres d'excellence pour l'enseignement et la pratique de l'Ayurvéda. Les étudiants venaient de toute l'Inde et même de l'étranger pour acquérir des compétences en Ayurvéda.

Aussi, les dynasties royales de l'Inde ancienne ont joué un rôle crucial dans la diffusion de l'Ayurvéda. Les rois et les empereurs ont patronné des centres de guérison et ont soutenu financièrement des praticiens ayurvédiques. Cela a permis à l'Ayurvéda de s'étendre à travers les régions sous leur contrôle et de bénéficier de leur protection.

Un aspect fascinant de l'Ayurvéda est son adaptabilité aux diverses régions géographiques de l'Inde. Le sous-continent indien présente une grande diversité de climats, de paysages et de cultures, et chaque région a développé ses propres traditions ayurvédiques en fonction de son environnement. Par exemple, les pratiques ayurvédiques dans les régions montagneuses de l'Himalaya peuvent différer de celles des plaines fertiles du Gange ou des côtes du sud de l'Inde. Cette adaptation régionale a enrichi la tradition médicale ayurvédique et l'a rendue pertinente pour un large éventail de personnes.

L'Ayurvéda s'est également développée grâce à la rédaction de textes médicaux régionaux. Ces textes ont été écrits en sanskrit, mais ils ont incorporé des connaissances spécifiques à une région donnée. Par exemple, la Kashyapa Samhita se concentre sur les pratiques médicales de la région du Cachemire, tandis que l'Ashtanga Hridaya est plutôt influencé par les pratiques médicales du sud de l'Inde.

L'Ayurvéda a ensuite dépassé les frontières de l'Inde pour influencer d'autres cultures médicales en Asie du Sud et du Sud-Est. Elle a été transmise au Sri Lanka, au Népal, au Tibet, en Birmanie (Myanmar), en Thaïlande et dans d'autres régions de l'Asie. Cette diffusion a conduit à l'intégration de l'Ayurvéda dans ces sociétés et à la création de pratiques médicales hybrides.

Aujourd'hui, l'Ayurvéda connaît un renouveau en Inde et à l'étranger. Les institutions gouvernementales et les praticiens privés collaborent pour promouvoir cette médecine traditionnelle. Des universités ayurvédiques, des centres de recherche et des hôpitaux ayurvédiques modernes ont été créés pour propager et perfectionner cette tradition millénaire.

En résumé, l'Ayurvéda a évolué à travers l'Inde en s'adaptant aux diverses régions géographiques, cultures et influences royales. Cette médecine ancienne a été transmise de génération en génération, devenant ainsi un élément essentiel de la culture et de la géographie de l'Inde. Son expansion continue à jouer un rôle vital dans la préservation et la promotion de la santé et du bien-être en Inde et au-delà.

L'AYURVEDA DANS LE MONDE MODERNE

Où l'Ayurvéda est-elle actuellement pratiquée ?

L'Ayurvéda, bien qu'étant une médecine ancienne, est aujourd'hui pratiquée dans le monde entier. Son influence s'étend bien au-delà de l'Inde et elle est devenue une médecine alternative et complémentaire reconnue internationalement.
Voici un aperçu des régions et des pays où l'Ayurvéda est actuellement utilisée et appréciée.

L'Inde : Le Berceau de l'Ayurvéda
L'Inde reste le cœur de la pratique ayurvédique, où elle est intégrée dans le système de santé national et largement utilisée par la population. De nombreux hôpitaux ayurvédiques, centres de guérison et écoles de médecine ayurvédique sont répandus à travers le pays. Les Etats du Kerala, de l'Uttar Pradesh et du Maharashtra sont particulièrement renommés pour leurs traditions ayurvédiques.

Le Sri Lanka : Une Influence Ayurvédique Forte

Le Sri Lanka, situé à proximité de l'Inde, a également une tradition ayurvédique bien établie. La médecine ayurvédique est pratiquée de manière répandue dans le pays, et de nombreux centres de guérison y offrent des traitements et des conseils de santé basés sur cette tradition.

Le Népal : Une Tradition Ayurvédique Ancienne

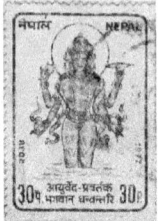

Le Népal, pays voisin de l'Inde, a également adopté l'Ayurvéda depuis des siècles. Les pratiques ayurvédiques y sont répandues, notamment dans les régions de la vallée de Katmandou.

Timbre représentant le dieu Dhanvantari, Népal, 1977

L'Europe, l'Amérique du Nord et l'Océanie : L'Ayurvéda en Expansion

L'Ayurvéda a gagné en popularité en Europe, en Amérique du Nord et en Océanie au cours des dernières décennies. De nombreux praticiens ayurvédiques y proposent des consultations, des traitements et des produits ayurvédiques. Des écoles et des centres de formation ont également vu le jour pour former de nouveaux praticiens.

Sur ces continents, l'Ayurvéda est souvent pratiquée en tant que médecine complémentaire. De nombreuses personnes recherchent des traitements ayurvédiques pour compléter leur traitement médical conventionnel, notamment pour des problèmes de santé chroniques, de stress et de bien-être général.

L'Asie du Sud-Est : Une Influence Ayurvédique

L'influence de l'Ayurvéda s'étend également en Asie du Sud-Est. Des pays comme le Népal, le Bhoutan, le Myanmar et la Thaïlande ont intégré certains éléments de l'Ayurvéda dans leurs pratiques médicales traditionnelles.

L'Afrique : Emergence de l'Ayurvéda
L'Ayurvéda commence à émerger en Afrique, notamment en Afrique du Sud, au Kenya et au Togo, où des praticiens commencent à offrir des consultations et des traitements ayurvédiques.

Réseaux Mondiaux : La Diffusion de l'Ayurvéda
Internet et les réseaux sociaux ont facilité la diffusion de l'Ayurvéda à l'échelle mondiale. Les blogs, les vidéos et les forums en ligne permettent aux personnes du monde entier d'accéder à des informations sur l'Ayurvéda, de partager leurs expériences et de trouver des praticiens locaux.

L'Ayurvéda est donc devenue une médecine globale qui transcende les frontières nationales. Elle continue d'attirer l'attention en raison de son approche holistique de la santé et de son héritage millénaire de sagesse médicale. Son adaptation aux besoins et aux cultures locales en a fait une ressource précieuse pour la promotion du bien-être et de la santé dans le monde entier.

Les variations régionales dans la pratique de l'Ayurvéda

L'Ayurvéda, bien qu'ayant des principes fondamentaux qui la guident, présente des variations régionales significatives dans sa pratique à travers l'Inde et à travers le monde. Ces variations sont le reflet des diversités géographiques, climatiques et culturelles qui ont façonné l'Ayurvéda au fil des siècles.

L'Inde est un pays d'une grande diversité, tant sur le plan géographique que culturel. En conséquence, différentes régions de l'Inde ont développé leurs propres traditions ayurvédiques, adaptées à leur environnement spécifique. Par exemple :
- L'Ayurvéda du Kerala est réputée pour son utilisation abondante d'huiles et de massages, en raison du climat tropical humide de la région.
- L'Ayurvéda du Rajasthan met l'accent sur la gestion de la chaleur en raison du climat aride et chaud de cette région.

- L'Ayurvéda du Cachemire incorpore des éléments de médecine tibétaine en raison de sa proximité géographique avec le Tibet.
- L'Ayurvéda du Tamil Nadu est influencée par les traditions dravidiennes et met l'accent sur la méditation et le yoga.

Chacune de ces traditions régionales possède ses propres plantes médicinales spécifiques, ses propres pratiques de soins et ses rituels qui reflètent les besoins et les caractéristiques de leur région respective.

Les variations climatiques et géographiques ont donc un impact significatif sur la pratique de l'Ayurvéda. Les régions montagneuses, telles que l'Himalaya, nécessitent des adaptations pour faire face à l'altitude et au froid, tandis que les régions côtières, comme le littoral du Kerala, ont développé des traitements spécifiques pour gérer l'humidité et la chaleur.

Chaque région de l'Inde possède une richesse unique d'herbes et de plantes médicinales qui sont utilisées dans la pratique de l'Ayurvéda. Par exemple, le Brahmi, une plante réputée pour améliorer la mémoire et la concentration, est largement utilisé dans le Kerala, tandis que l'Ashwagandha, une plante adaptogène, est plus couramment associée aux régions du nord de l'Inde.

Les traditions culturelles locales influencent également la pratique de l'Ayurvéda. Par exemple, la croyance en l'importance des rituels religieux et spirituels peut varier d'une région à l'autre, et cela peut se refléter dans la manière dont les traitements ayurvédiques sont administrés.

Aussi, les écoles de médecine ayurvédique régionales en Inde enseignent souvent les spécificités de leur propre tradition. Les étudiants apprennent les pratiques, les plantes médicinales et les remèdes traditionnels de leur région d'origine.

En résumé, l'Ayurvéda est une médecine flexible qui s'est adaptée aux diverses régions de l'Inde en fonction de leurs besoins spécifiques. Ces variations régionales enrichissent la tradition ayurvédique en la rendant pertinente et accessible à un large éventail de personnes et de cultures, tout en respectant les principes fondamentaux de cette médecine.

L'AYURVEDA AUJOURD'HUI

L'IMPORTANCE DE L'AYURVEDA A NOTRE EPOQUE

L'Ayurvéda en tant que médecine complémentaire

L'Ayurvéda, avec son héritage riche et ancien, occupe une place de choix dans le monde moderne en tant que médecine complémentaire. Cette médecine millénaire a su traverser les siècles pour s'adapter aux besoins changeants de l'humanité. Aujourd'hui, elle connaît un regain d'intérêt et de popularité en tant que solution holistique pour la santé et le bien-être.

L'Ayurvéda se distingue de la médecine conventionnelle en proposant une approche globale de la santé. Plutôt que de se concentrer uniquement sur le traitement des symptômes, l'Ayurvéda cherche à comprendre les causes profondes des déséquilibres et à restaurer l'harmonie aussi bien dans le corps que dans l'esprit. Cette philosophie holistique attire de plus en plus de personnes qui cherchent des alternatives aux approches médicales traditionnelles.

Le 21ème siècle a été le témoin d'un intérêt croissant pour les médecines traditionnelles à travers le monde. Alors que les traitements médicaux modernes ont fait d'énormes progrès dans le traitement des maladies aiguës, de nombreuses personnes se tournent vers des approches plus naturelles pour gérer des problèmes de santé chroniques et pour la préservation d'un bien-être général. L'Ayurvéda, avec son histoire séculaire, incarne cette sagesse médicale ancienne.

De plus, l'une des caractéristiques distinctives de l'Ayurvéda est son accent sur la prévention des maladies. Plutôt que d'attendre l'apparition de symptômes, l'Ayurvéda encourage les individus à maintenir leur équilibre naturel et à prendre des mesures proactives pour prévenir les déséquilibres. Cette approche préventive trouve un écho chez ceux qui souhaitent éviter les traitements médicaux invasifs ou les effets secondaires des médicaments.

Un autre aspect qui attire de plus en plus de personnes vers l'Ayurvéda est son approche individualisée des soins de santé. Au lieu de proposer des traitements standardisés, l'Ayurvéda prend en compte la constitution unique de chaque individu (Prakritti) ainsi que ses déséquilibres spécifiques (Vrikritti). Les traitements sont donc adaptés à la personne, et non pas à la maladie, ce qui les rend plus efficaces.

Le stress moderne est devenu un fléau de notre société, qui contribue à de nombreuses maladies chroniques. L'Ayurvéda offre des outils pour gérer le stress, y compris des techniques de méditation, de respiration et de relaxation. Cette approche intégrée attire ceux qui cherchent des moyens naturels de réduire le stress et d'améliorer leur qualité de vie.

L'Ayurvéda met également l'accent sur l'importance de l'alimentation et de la digestion pour maintenir une santé optimale. Les recommandations alimentaires ayurvédiques sont basées sur la constitution individuelle de chaque personne et tiennent compte des saisons et de l'environnement. Cette approche consciente de l'alimentation a gagné en popularité à une époque où l'obésité, les troubles alimentaires et les problèmes digestifs sont de plus en plus répandus.

Pour de nombreuses personnes, l'Ayurvéda ne remplace pas la médecine conventionnelle, mais la complète. Ce n'est donc pas une médecine alternative, mais bien complémentaire. Les traitements ayurvédiques sont souvent utilisés en tandem avec des soins médicaux modernes, offrant ainsi une approche globale de la santé. Cette complémentarité est particulièrement précieuse pour les patients atteints de maladies chroniques.

L'Ayurvéda bénéficie également d'un regain d'attention de la part de la communauté scientifique. De nombreuses études sont menées pour évaluer l'efficacité et la sécurité des traitements ayurvédiques. Cette recherche contribue à légitimer l'Ayurvéda en tant qu'approche médicale viable.

L'Ayurvéda connaît donc un essor significatif en tant que médecine complémentaire dans le monde moderne. Son approche holistique, sa philosophie de prévention et son adaptabilité en font une option attrayante pour ceux qui cherchent des alternatives aux approches médicales conventionnelles. L'Ayurvéda s'intègre harmonieusement dans le paysage médical actuel en répondant aux besoins de santé uniques de notre époque.

L'intégration de l'Ayurvéda dans les soins de santé modernes

L'Ayurvéda s'intègre progressivement dans les soins de santé modernes, en offrant des avantages uniques qui complètent les approches médicales conventionnelles. Parmi les signes de cette intégration, on peut citer :

Une Reconnaissance Institutionnelle :

L'Ayurvéda a gagné en reconnaissance institutionnelle dans de nombreux pays, comme en Inde, au Népal et au Sri Lanka bien sûr mais aussi au Bhoutan et au Bengladesh tout comme en Allemagne, en Suisse, aux Etats-Unis, au Canada et en Australie. Des organismes de réglementation y supervisent désormais la formation des praticiens et la pratique de l'Ayurvéda. Cette reconnaissance garantit la qualité des soins et contribue à l'intégration de l'Ayurvéda dans les systèmes de santé modernes.

L'Ayurvéda dans les Etablissements de Soins de Santé :

De plus en plus d'établissements de soins de santé modernes intègrent l'Ayurvéda dans leurs services. Les patients peuvent bénéficier de traitements ayurvédiques dans le cadre de leur parcours de soins, ce qui élargit les options thérapeutiques.

Un Traitement Complémentaire :

L'Ayurvéda est souvent utilisée en complément des traitements médicaux conventionnels. Par exemple, elle peut aider à atténuer les effets secondaires des médicaments ou à renforcer le système immunitaire des patients.

La Prévention et le Bien-Être :

L'Ayurvéda met l'accent sur la prévention des maladies en encourageant un mode de vie sain et équilibré. Les consultations ayurvédiques, qui ont généralement lieu au sein de cabinets privés, peuvent aider les individus à maintenir leur bien-être général, même en l'absence de problèmes de santé spécifiques.

La Gestion du Stress et du Bien-Être Mental :

Les techniques de gestion du stress, telles que la méditation et le yoga, sont souvent intégrées dans les soins de santé modernes. L'Ayurvéda propose des approches complémentaires pour favoriser l'équilibre émotionnel et mental.

Les Soins de Maternité et Pédiatriques :
L'Ayurvéda offre des solutions pour les soins de maternité et pédiatriques. Les femmes enceintes peuvent bénéficier de traitements et de recommandations spécifiques, tout comme les enfants pour leur croissance et leur développement.

La Recherche et la Validation Scientifique :
La recherche scientifique sur l'Ayurvéda se développe, ce qui contribue à valider son efficacité et sa sécurité. Cette démarche renforce la crédibilité de l'Ayurvéda en tant qu'approche médicale complémentaire.

L'intégration de l'Ayurvéda dans les soins de santé modernes est une réponse à la demande croissante de solutions de santé holistiques et personnalisées. Elle permet aux individus de bénéficier des avantages de cette médecine millénaire tout en conservant l'accès aux soins médicaux conventionnels, ce qui créé ainsi une approche globale de la santé.

LES RECHERCHES SCIENTIFIQUES SUR L'AYURVEDA

L'Ayurvéda, grâce à ses racines millénaires et à sa richesse en connaissances sur la santé et le bien-être, a attiré l'attention des chercheurs du monde entier. La recherche scientifique sur l'Ayurvéda est un domaine en constante expansion qui vise à en explorer et à en valider les principes et les pratiques. Elle représente un pont entre la sagesse ancienne et la médecine moderne, et offre des perspectives nouvelles sur la manière dont cette approche holistique de la santé peut bénéficier à notre monde contemporain.

Méthodologie de la recherche ayurvédique : allier tradition et modernité

La recherche scientifique sur l'Ayurvéda se caractérise par une approche multidisciplinaire, qui associe des méthodologies traditionnelles à des techniques modernes afin de valider les concepts et les traitements ayurvédiques.
Voici quelques-unes des approches utilisées dans la recherche ayurvédique :

• Etudes cliniques : Les études cliniques sont au cœur de la recherche sur l'Ayurvéda. Elles sont conçues pour évaluer l'efficacité des traitements ayurvédiques dans le contexte de maladies spécifiques. Ces études utilisent souvent des groupes de contrôle et des évaluations objectives pour mesurer les résultats.

• Etudes de laboratoire : Les chercheurs analysent les principes actifs des ingrédients des remèdes ayurvédiques en laboratoire pour comprendre comment ils fonctionnent. Ils étudient également les interactions entre les différents composants des traitements.

• Etudes sur la nutrition : L'Ayurvéda accorde une grande importance à l'alimentation et à la nutrition. Les études sur la nutrition évaluent comment les régimes alimentaires ayurvédiques peuvent affecter la santé et la prévention des maladies.

• Etudes génétiques : Certaines recherches explorent les liens entre la génétique et la constitution ayurvédique (Prakritti). Les tests génétiques sont utilisés pour déterminer comment la génétique peut influencer la réponse aux traitements ayurvédiques.

• Etudes sur l'hygiène de vie : L'Ayurvéda encourage un mode de vie équilibré qui comprend des pratiques de bien-être telles que le yoga et la méditation. Des études examinent comment ces pratiques affectent le bien-être physique et mental.

Exemples de recherches ayurvédiques

Pour illustrer l'impact de la recherche scientifique sur l'Ayurvéda, voici quelques exemples de recherches récentes dans divers domaines :

> L'effet de l'Ashwagandha sur le stress et l'anxiété :

Une étude clinique récente a examiné l'effet de l'Ashwagandha, une plante ayurvédique bien connue, sur le stress et l'anxiété. Les résultats ont montré une réduction significative des niveaux de stress et d'anxiété chez les participants qui ont pris de l'Ashwagandha par rapport au groupe témoin.

> Les effets antioxydant et anti-inflammatoire du curcuma :

Le curcuma, épice fréquemment utilisée en Ayurvéda, a été l'objet de nombreuses recherches. Plusieurs études en laboratoire ont révélé que la curcumine, le principal composé actif du curcuma, a des propriétés antioxydantes et anti-inflammatoires puissantes.

> Le rôle des Doshas dans la gestion du poids :

Une étude longitudinale a examiné comment la constitution d'une personne (Prakritti) pouvait influencer sa tendance à prendre du poids. Les résultats ont montré que les personnes de constitution de type Kapha étaient plus susceptibles de développer un surpoids que les autres types constitutionnels.

> Le yoga et la réduction de la pression artérielle :

Une étude a évalué l'impact du yoga sur la pression artérielle chez des patients hypertendus. Les participants ont suivi un programme de yoga ayurvédique (type de yoga qui prend en compte la constitution) qui incluait des postures, des techniques de respiration et de la méditation. Les résultats ont montré une réduction significative de la pression artérielle chez les participants du groupe « yoga » par rapport au groupe témoin.

➢ L'Ayurvéda et la gestion du diabète :

Des études ont examiné l'efficacité de l'Ayurvéda dans la gestion du diabète de type 2. Les traitements ayurvédiques, constitués de régimes alimentaires spécifiques à adopter, de plantes médicinales à ingérer et de diverses pratiques de bien-être à suivre, ont montré des résultats prometteurs en termes de régulation de la glycémie.

➢ La gestion des douleurs chroniques avec l'Ayurvéda :

Une étude a évalué l'efficacité de l'Ayurvéda dans la gestion de la douleur chronique, en particulier chez les patients souffrant de douleurs lombaires chroniques. Les résultats ont montré une amélioration significative de la douleur et de la qualité de vie des patients traités selon les principes ayurvédiques.

➢ L'Ayurvéda dans la gestion de l'arthrite rhumatoïde :

Une étude a évalué l'efficacité de l'Ayurvéda dans la gestion de l'arthrite rhumatoïde. Les participants ont suivi un traitement ayurvédique comprenant des massages, des régimes alimentaires spécifiques et une phytothérapie adaptée. Les résultats ont montré une réduction significative des symptômes.

➢ Les effets de l'Ayurvéda sur le stress oxydatif :

Une étude a examiné comment l'Ayurvéda peut aider à réduire le stress oxydatif, qui est un facteur de risque important pour de nombreuses maladies. Les résultats ont montré que les traitements ayurvédiques peuvent contribuer à réduire les niveaux de stress oxydatif.

Ces études sont principalement rédigées en langue anglaise. Vous pouvez les retrouver ainsi que de nombreuses autres études scientifiques sur l'Ayurvéda sur les sites internet suivants :

• DHARA (Digital Helpline for Ayurveda Research Articles) : http://www.dharaonline.org/

• Ayush Research Portal, qui est le site du ministère indien en charge de l'Ayurvéda : https://ayushportal.nic.in/

• National Library of Medecine : https://www.ncbi.nlm.nih.gov/pmc/?term=ayurveda

La recherche scientifique sur l'Ayurvéda apporte une contribution précieuse à la médecine moderne en validant les principes et les pratiques ayurvédiques. Elle ouvre également de nouvelles perspectives pour l'intégration de l'Ayurvéda dans les soins de santé modernes, en mettant en évidence son efficacité dans la gestion de nombreuses affections. La combinaison de l'ancienne sagesse ayurvédique et des méthodes scientifiques modernes offre une approche holistique et personnalisée de la santé qui répond aux besoins de notre époque. La recherche sur l'Ayurvéda continue d'éclairer les voies de la médecine traditionnelle indienne et promet de nombreuses découvertes passionnantes à l'avenir.

CONTROVERSES ET DEBATS

L'Ayurvéda, en tant que système de médecine traditionnelle ancienne, a suscité un large éventail de critiques et de débats au fil des décennies, en Inde comme à l'étranger. Ces critiques portent sur divers aspects de l'Ayurvéda, notamment son efficacité, son éventuelle innocuité, le manque de preuves scientifiques solides à son égard et la conformité de ses traitements et remèdes aux normes médicales modernes.

1ère point critique : le manque de preuves scientifiques

L'une des critiques les plus courantes à l'égard de l'Ayurvéda est le manque de preuves scientifiques solides pour étayer ses revendications. Les sceptiques soutiennent que de nombreuses pratiques ayurvédiques n'ont pas été soumises à des études cliniques rigoureuses et que leur efficacité n'a pas été prouvée de manière concluante.

Dans une perspective scientifique moderne, l'absence de données empiriques et d'études cliniques randomisées peut être perçue comme un défi majeur pour l'acceptation de l'Ayurvéda en tant que système de soins de santé crédible. Cependant, il est important de noter que l'Ayurvéda repose sur une tradition orale ancienne de transmission des connaissances, et de nombreuses pratiques sont basées sur des observations cliniques empiriques recueillies sur des milliers d'années.

De plus, au cours des dernières décennies, comme nous l'avons vu dans le chapitre précédent, des efforts ont été déployés pour mener des recherches scientifiques sur l'Ayurvéda. Des études cliniques, et des essais contrôlés randomisés ont été entrepris pour évaluer l'efficacité de certaines pratiques ayurvédiques. Bien que les résultats puissent parfois varier d'une étude à l'autre, certaines recherches ont montré les bénéfices significatifs de l'Ayurvéda dans la gestion de certaines affections, notamment du stress, de l'arthrose, du diabète et d'autres problèmes de santé courants.

2ème point critique : l'innocuité des traitements ayurvédiques

Une autre critique importante porte sur la sécurité liée aux traitements ayurvédiques, en particulier ceux qui impliquent l'utilisation de préparations à base de plantes. Certaines préparations ayurvédiques traditionnelles contiennent des métaux lourds, des toxines ou d'autres substances potentiellement nocives.

Ces préoccupations sont légitimes et ont conduit à des appels à une meilleure réglementation et à des normes de qualité plus strictes pour les produits ayurvédiques. Il est essentiel que les praticiens et les personnes qui utilisent l'Ayurvéda s'assurent que les médicaments et les formulations qu'ils préconisent ou utilisent sont de source fiable et de qualité.

En réponse à ces préoccupations, il existe des initiatives qui visent à réglementer davantage l'industrie ayurvédique en Inde et à garantir que les produits ayurvédiques respectent des normes de sécurité strictes. Les praticiens ayurvédiques et les chercheurs travaillent également à l'identification de substances potentiellement toxiques dans les préparations ayurvédiques et sont à la recherche de méthodes plus sûres de préparation.

3ème point critique : les conflits avec la médecine occidentale conventionnelle

Une autre source de controverses autour de l'Ayurvéda réside dans le conflit perçu entre les approches ayurvédiques et la médecine occidentale moderne. Certains considèrent l'Ayurvéda comme une concurrence directe ou comme une alternative à la médecine conventionnelle.

Ce débat est complexe, car il touche à la question de la médecine intégrative, c'est-à-dire à l'intégration de différentes approches médicales pour le bénéfice du patient. Certains praticiens de l'Ayurvéda et certains docteurs en médecine conventionnelle travaillent ensemble pour fournir des soins complets, holistiques, à leurs patients, tandis que d'autres estiment que l'Ayurvéda et la médecine occidentale conventionnelle devraient rester distinctes.

Il est important de noter que de nombreux professionnels de la santé reconnaissent désormais la valeur de l'intégration de l'Ayurvéda à la médecine conventionnelle afin d'offrir des soins de santé plus complets et plus personnalisés.

4ème point critique : les possibles interactions médicamenteuses

En raison de la complexité des traitements ayurvédiques, des inquiétudes ont été exprimées quant aux possibles interactions médicamenteuses. Certains patients utilisent simultanément des médicaments occidentaux et des traitements ayurvédiques, ce qui pourrait entraîner des interactions néfastes.

L'association de différents remèdes et médicaments peut potentiellement augmenter les risques pour la santé, surtout si les patients ne communiquent pas correctement avec leurs praticiens ayurvédiques et leurs médecins occidentaux. Cette préoccupation est particulièrement importante pour les patients atteints de conditions médicales graves.

Pour atténuer ces préoccupations, il est recommandé aux patients d'informer tous leurs praticiens de santé des traitements qu'ils suivent, qu'il s'agisse de médecine occidentale ou ayurvédique. La communication ouverte et la coopération entre les différentes branches de la médecine peuvent aider à minimiser les risques d'interactions médicamenteuses.

Les praticiens ayurvédiques et les médecins occidentaux sont encouragés à collaborer pour élaborer des plans de traitement cohérents et sûrs pour les patients qui choisissent d'intégrer l'Ayurvéda à leur prise en charge médicale.

5ème point critique : le manque de réglementation

Un autre problème soulevé est le manque de réglementation standardisée pour les praticiens comme pour les produits ayurvédiques. Contrairement aux médecins et aux professionnels de la santé occidentaux, il n'existe pas de réglementation uniforme pour les praticiens de l'Ayurvéda.

Cela signifie que quiconque peut se déclarer praticien ayurvédique et s'installer « professionnellement » sans avoir suivi de formation ou de certification formelle, ce qui soulève des préoccupations en matière de qualité des soins. Des efforts sont en cours pour établir des normes de formation et de certification pour les praticiens ayurvédiques afin d'assurer un niveau minimum de compétence et de sécurité pour les patients.

6ème point critique : le manque de standardisation des traitements

Une autre critique fréquemment adressée à l'Ayurvéda concerne le manque de standardisation des traitements. Certains critiques affirment que l'Ayurvéda manque de protocoles de traitement standardisés, ce qui peut entraîner une variation importante dans les traitements prescrits par différents praticiens.

Cela soulève des préoccupations quant à la cohérence et à la fiabilité des traitements ayurvédiques. Les patients peuvent se voir prescrire des traitements différents pour une même condition, en fonction de l'interprétation personnelle du praticien ayurvédique, ce qui peut semer la confusion et susciter des doutes sur l'efficacité des traitements.

Il est vrai que l'Ayurvéda est souvent pratiquée de manière hautement personnalisée, en tenant compte de la constitution individuelle du patient (Prakritti) et de son état actuel de déséquilibre (Vrikritti). Cependant, le manque de normes de traitement peut parfois rendre difficile la comparaison des résultats entre différents praticiens ou différentes études.

En réponse à cette critique, certains praticiens et chercheurs ayurvédiques travaillent sur le développement de lignes directrices de traitement et de protocoles standardisés pour certaines affections courantes. Cela pourrait contribuer à accroître la cohérence des traitements ayurvédiques et à faciliter la communication entre les praticiens et les chercheurs. Mais pourrait-on encore parler de médecine personnalisée avec de tels protocoles ?

7ème point critique : le coût des traitements ayurvédiques

Une autre préoccupation fréquemment exprimée concerne le coût des traitements ayurvédiques. Certains patients estiment que les traitements ayurvédiques peuvent être plus coûteux que les traitements médicaux conventionnels, en particulier lorsqu'ils nécessitent des consultations fréquentes et l'achat de produits à base de plantes spécifiques ou de minéraux onéreux.

Cela peut limiter l'accès à l'Ayurvéda pour certaines personnes, en particulier celles à faibles revenus. Le coût élevé des traitements ayurvédiques peut également être un facteur dissuasif pour ceux qui envisagent de les intégrer à leur plan de soins de santé.

Cependant, il est important de noter que le coût des traitements ayurvédiques peut varier considérablement en fonction de divers facteurs, notamment la complexité du traitement, la réputation du praticien et la qualité des produits à base de plantes utilisés. Certains traitements ayurvédiques peuvent être plus abordables que d'autres, et il existe des initiatives qui visent à rendre l'Ayurvéda plus accessible à un large éventail de personnes.

8ème pont critique : l'Ayurvéda et les maladies infectieuses

Une critique qui a émergé dans le contexte de la pandémie de COVID-19 concerne la réponse de l'Ayurvéda aux maladies infectieuses. Certains observateurs ont soulevé des questions sur l'efficacité de l'Ayurvéda dans le traitement des maladies infectieuses, en particulier lorsqu'il s'agit de virus fortement contagieux.

Il est vrai que l'Ayurvéda met souvent l'accent sur la prévention des maladies par des moyens tels que la promotion de modes de vie sains, la méditation et l'utilisation de plantes médicinales. Cependant, son approche peut différer de celle de la médecine moderne en ce qui concerne le traitement direct des infections virales.

En réponse à cette critique, certains praticiens ayurvédiques ont exploré l'utilisation potentielle de plantes médicinales et de pratiques ayurvédiques pour renforcer le système immunitaire et aider à la récupération des maladies infectieuses. Cependant, il est important de noter que la recherche sur ce sujet est encore en cours.

9ème point critique : l'Ayurvéda et la modernité

Une critique plus générale qui se pose concerne la manière dont l'Ayurvéda s'adapte à la modernité et à l'évolution des besoins de santé. Certains se demandent si l'Ayurvéda, enracinée dans une tradition ancienne, peut répondre efficacement aux problèmes de santé contemporains, tels que la pollution, l'augmentation du stress et la sédentarité.

Cette critique soulève des questions sur la pertinence continue de l'Ayurvéda dans le monde moderne et sur sa capacité à évoluer pour répondre aux besoins changeants de la société. Certains praticiens et chercheurs s'efforcent de trouver des moyens d'intégrer les principes ayurvédiques dans un contexte moderne, en mettant l'accent sur la prévention des maladies liées au mode de vie et sur la promotion du bien-être holistique.

Il est important de noter que l'Ayurvéda possède une flexibilité inhérente qui lui permet de s'adapter aux besoins individuels et aux évolutions de la société. Cette adaptabilité peut être un atout précieux pour l'Ayurvéda à mesure que le monde continue de changer.

Les réponses et la ligne de défense de l'Ayurvéda

En réponse aux critiques formulées à l'encontre de l'Ayurvéda, ses défenseurs avancent plusieurs arguments. Tout d'abord, ils soulignent la richesse de la tradition ayurvédique, construite sur des millénaires d'observations cliniques et d'expériences empiriques. Cette base solide de connaissances est considérée comme précieuse dans la gestion de la santé et du bien-être.

De plus, les partisans de l'Ayurvéda reconnaissent l'importance de la recherche scientifique pour étayer les pratiques ayurvédiques. Ils mettent en avant les études cliniques en cours visant à évaluer l'efficacité de l'Ayurvéda dans divers domaines de la santé, ce qui contribue ainsi à fournir des preuves tangibles.

En outre, certains praticiens prônent l'intégration de l'Ayurvéda dans les soins de santé modernes. Cette approche cherche à combiner le meilleur des deux mondes médicaux, en reconnaissant que l'Ayurvéda peut offrir une perspective holistique et complémentaire pour répondre aux besoins individuels des patients.

Enfin, les partisans de l'Ayurvéda reconnaissent l'importance de la réglementation et des normes de qualité pour assurer la sécurité des patients. Ils soutiennent l'instauration de lignes directrices de traitement et de protocoles standardisés, ainsi que des efforts visant à établir des normes de qualité strictes pour les produits ayurvédiques. Cette réglementation vise à garantir que les traitements ayurvédiques sont administrés par des praticiens compétents et que les produits sont de source fiable et de qualité.

L'AVENIR DE L'AYURVEDA

L'Ayurvéda, qui l'un des plus anciens systèmes médicaux du monde, continue de prospérer à l'ère moderne. Ce chapitre se penche sur les perspectives passionnantes qui se dessinent pour l'Ayurvéda.

L'intégration de l'Ayurvéda dans les soins de santé modernes

L'Ayurvéda est en train de conquérir sa place dans les systèmes de soins de santé modernes. La tendance à l'intégration croissante de l'Ayurvéda dans la médecine conventionnelle offre des avantages considérables. Les patients ont désormais accès à une approche complémentaire de la santé, qui associe les forces des deux systèmes. Cette intégration conduit à une approche plus holistique de la médecine, qui prend en compte l'ensemble du bien-être de l'individu.

Cette intégration des approches médicales pourrait contribuer à résoudre certains des défis auxquels sont confrontés les systèmes de santé modernes, tels que la gestion des maladies chroniques, le stress lié à la vie urbaine et les soins palliatifs.

Un essor de la recherche scientifique sur l'Ayurvéda

L'Ayurvéda est de plus en plus soutenue par des recherches scientifiques rigoureuses. Les études cliniques se multiplient pour évaluer l'efficacité des traitements ayurvédiques dans un large éventail de conditions médicales. Comme on l'a vu précédemment, par exemple, des recherches ont montré l'efficacité des plantes ayurvédiques dans différentes conditions. Cette base de preuves scientifiques renforce la crédibilité de l'Ayurvéda en tant que système médical éprouvé.

À titre d'exemple, une étude récente publiée dans le *Journal of Ayurveda and Integrative Medicine* a examiné l'efficacité de l'Ayurvéda dans la gestion des troubles gastro-intestinaux courants. Les résultats ont montré une amélioration significative des symptômes chez les patients traités avec des approches ayurvédiques spécifiques. Or, la médecine conventionnelle n'offre souvent que des médicaments chimiques non-dénués d'effets secondaires pour combattre ce type de troubles.

L'adaptation de l'Ayurvéda aux modes de vie modernes

L'Ayurvéda évolue pour s'adapter aux modes de vie modernes. Les experts ayurvédiques développent des recommandations spécifiques pour gérer les problèmes de santé liés au mode de vie urbain, au stress, à la pollution de l'air et à la sédentarité. Les régimes ayurvédiques sont repensés pour répondre aux besoins nutritionnels des individus vivant dans un environnement moderne.

Par exemple, des conseils ayurvédiques sont élaborés pour aider les personnes à gérer le stress au travail, à maintenir un équilibre travail-vie personnelle et à faire face à la pollution de l'air dans les zones urbaines. Ces conseils sont basés sur les principes ayurvédiques de l'équilibre entre le corps, l'esprit et l'environnement.

L'éducation et la formation en Ayurvéda

L'éducation en Ayurvéda se développe dans le monde entier. De plus en plus d'établissements d'enseignement supérieur proposent des cursus académiques en Ayurvéda. Cela permet aux étudiants d'acquérir une éducation formelle et de devenir des praticiens ayurvédiques qualifiés. Une éducation structurée contribue à la diffusion et à la pérennité des connaissances ayurvédiques.

Par exemple, des programmes universitaires aux États-Unis offrent des diplômes en Ayurvéda, ce qui permet aux étudiants d'obtenir une formation complète en médecine ayurvédique, qui inclue des cours sur les principes fondamentaux, sur l'établissement de diagnostics et sur la préconisation de traitements adéquats.

Le rôle clé de l'Ayurvéda dans la promotion de la santé et du bien-être

L'Ayurvéda joue un rôle central dans la promotion de la santé préventive et du bien-être. Les conseils ayurvédiques sur l'alimentation, l'exercice, le sommeil et la gestion du stress sont de plus en plus recherchés pour améliorer la qualité de vie. Les gens cherchent des moyens naturels et holistiques de maintenir leur équilibre physique et mental.

Par exemple, les programmes de gestion du stress basés sur l'Ayurvéda sont de plus en plus populaires dans les entreprises et dans les centres de bien-être. Ils enseignent des techniques de méditation, de respiration et de relaxation pour aider les individus à faire face à leur stress quotidien.

L'expansion internationale de l'Ayurvéda

L'Ayurvéda s'étend aujourd'hui bien au-delà des frontières de l'Inde. De nombreux pays accueillent des centres de traitement ayurvédique et des praticiens qualifiés. L'Organisation Mondiale de la Santé (OMS) a reconnu l'Ayurvéda comme « système médical traditionnel » et encourage sa préservation et son utilisation. Cette internationalisation et cette reconnaissance officielle de l'Ayurvéda favorise un échange mondial de connaissances médicales et culturelles.

Par exemple, des cliniques ayurvédiques sont établies dans des villes européennes et américaines et offrent des consultations et des traitements ayurvédiques. Les praticiens ayurvédiques se déplacent à l'étranger pour dispenser des formations et des ateliers.

De nouvelles perspectives en médecine intégrative

L'Ayurvéda s'inscrit de plus en plus dans le contexte de la médecine intégrative. Cette approche holistique rassemble différentes disciplines médicales pour fournir des soins complets aux patients. L'Ayurvéda enrichit cette collaboration en apportant ses connaissances uniques en matière de médecine traditionnelle et de bien-être holistique.

Par exemple, des centres médicaux intégratifs associent des praticiens ayurvédiques, des docteurs en médecine conventionnelle et d'autres professionnels de santé pour offrir une gamme complète de services médicaux. Cette approche permet aux patients de choisir parmi une variété de traitements.

La création de ponts entre les différentes cultures médicales

Une tendance prometteuse est la création de ponts entre l'Ayurvéda et d'autres traditions médicales du monde. Les échanges de connaissances entre l'Ayurvéda, la médecine traditionnelle chinoise, la médecine traditionnelle africaine et d'autres systèmes encore renforcent la compréhension globale des approches holistiques de la santé. Cette collaboration peut potentiellement ouvrir de nouvelles voies pour la médecine traditionnelle dans le monde moderne.

Par exemple, des conférences internationales réunissent des praticiens de différentes traditions médicales pour partager leurs expériences et leurs découvertes. Ces événements encouragent le dialogue interculturel et la coopération en matière de santé.

Apparté sur la Médecine Traditionnelle Chinoise

L'Ayurvéda et la Médecine Traditionnelle Chinoise (MTC) sont deux systèmes médicaux anciens qui partagent des similitudes dans leur approche holistique de la santé et du bien-être. Bien qu'ils aient émergé dans des régions géographiques distinctes, ces deux systèmes ont des points de convergence et de divergence qui méritent d'être explorés pour comprendre comment ils pourraient se complémenter et s'enrichir mutuellement.

➢ Les Points de Convergence

• Une Philosophie Holistique : L'Ayurvéda et la MTC considèrent tous deux la santé comme résultant de l'équilibre entre les aspects physiques, mentaux et spirituels de l'être humain. Ils reconnaissent l'importance de l'harmonie entre l'individu et son environnement.

- La Théorie des Éléments : Les deux systèmes médicaux partagent une théorie des éléments fondamentaux. L'Ayurvéda repose sur les cinq éléments (Terre, Eau, Feu, Air, Ether) tandis que la MTC utilise le concept des cinq éléments (Bois, Feu, Terre, Métal, Eau).

- Le Concept d'Energie Vitale : L'Ayurvéda et la MTC ont des équivalents pour l'énergie vitale qui circule dans le corps. En0 Ayurvéda, c'est le concept de *Prana*, et dans la MTC, c'est le *Qi* (ou *Chi*). Les deux reconnaissent l'importance de maintenir un flux d'énergie harmonieux pour la santé.

- Le Diagnostic par le Pouls : Les deux systèmes utilisent l'examen du pouls comme méthode de diagnostic. Cependant, les méthodes et la terminologie peuvent différer.

- La Phytothérapie : Les deux systèmes ont une tradition d'utilisation de plantes médicinales pour traiter diverses affections. Bien que les herbes spécifiques varient, il existe un recoupement dans l'approche à base de plantes.

- Une Approche Individualisée : L'Ayurvéda et la MTC considèrent chaque individu comme unique, et les traitements sont personnalisés en fonction de la constitution ou du type corporel de la personne.

➢ Les Points de Divergence

- Concept des Doshas / Concept des Méridiens : L'Ayurvéda se base principalement sur la théorie des Doshas pour comprendre la constitution d'une personne et ses déséquilibres. En revanche, la MTC utilise principalement la théorie des méridiens et des organes pour expliquer un problème de circulation de l'énergie qui serait à l'origine des déséquilibres.

- Acupuncture / Marmathérapie : La MTC est notamment connue pour l'acupuncture, une pratique qui implique l'insertion d'aiguilles à des points spécifiques sur les méridiens. L'Ayurvéda utilise une approche similaire mais sans aiguille appelée « Marmathérapie », qui se concentre sur des points vitaux situés sur des *Nadis* (canaux d'énergie subtile). Ce qui différencie ces 2 techniques est le plan sur lequelle elles sont pratiquées : la MTC considère les méridiens comme agissant principalement sur le plan physique, grossier, alors que les Nadis agissent sur le plan subtil.
- Diététique et Alimentation : Bien que les deux systèmes mettent l'accent sur l'importance de l'alimentation, les recommandations diététiques et les types d'aliments privilégiés peuvent différer. L'Ayurvéda se base sur les caractéristiques (20 Attributs) des Doshas, tandis que la MTC se réfère à la nature thermique des aliments.
- Traitement à Base de Minéraux et de Métaux : L'Ayurvéda utilise des minéraux et des métaux dans certaines préparations médicinales, tandis que la MTC utilise plus rarement ces substances.
- Approches Psycho-Spirituelles : L'Ayurvéda intègre des pratiques yogiques, méditatives et spirituelles comme le Pranayama et la méditation, tandis que la MTC se concentre davantage sur les techniques énergétiques comme le Qi Gong.
- Langage et Terminologie : Les deux systèmes ont leur propre terminologie et leurs concepts spécifiques qui peuvent créer une barrière linguistique pour la compréhension mutuelle.

➢ Les Possibilités de Collaboration

- Une Intégration Holistique : La fusion des approches holistiques de l'Ayurvéda et de la MTC pourrait offrir une approche plus complète de la santé et du bien-être, en prenant en compte à la fois les Doshas et les méridiens.
- Une Recherche Collaborative : La collaboration entre les praticiens et les chercheurs de l'Ayurvéda et de la MTC pourrait stimuler la recherche scientifique sur les médecines traditionnelles et leur efficacité.

- Des Echanges Culturels : Les échanges culturels entre les praticiens et les étudiants des deux systèmes pourraient favoriser une meilleure compréhension ainsi qu'une meilleure appréciation mutuelle.

- Une Promotion de la Médecine Alternative : Ensemble, l'Ayurvéda et la MTC pourraient contribuer à promouvoir la médecine alternative et complémentaire dans le monde entier.

En conclusion, bien que l'Ayurvéda et la MTC aient des différences significatives, ils partagent également des similitudes dans leur approche holistique de la santé. La comparaison entre les deux systèmes offre l'opportunité de tirer parti de leurs forces respectives et de contribuer à l'avenir de la médecine alternative et complémentaire.

L'avenir de l'Ayurvéda est donc prometteur, mais il n'est pas sans défis. La nécessité de maintenir la qualité des produits ayurvédiques, de réglementer la pratique et de préserver l'intégrité du système médical sont des préoccupations majeures. Néanmoins, l'Ayurvéda continue d'inspirer des millions de personnes à travers le monde et de jouer un rôle précieux dans la recherche d'une santé holistique et d'un bien-être durable.

CONCLUSION

Pour conclure notre exploration des fondements historiques et philosophiques de l'Ayurvéda, nous pouvons affirmer avec conviction que cette *science de la vie* ne se limite pas à un simple système médical, mais qu'elle transcende les frontières de la médecine pour devenir un véritable guide pratique de la pleine santé, holistique par essence, et du bien-être.

En fin de compte, l'Ayurvéda représente un héritage continu qui traverse le temps et les cultures. Elle mène à une vie saine et équilibrée, qui intègre médecine, philosophie et spiritualité. Son influence se ressent dans notre quête collective d'une meilleure santé physique et mentale, d'une harmonie avec la nature et d'une compréhension plus profonde de nous-mêmes. L'Ayurvéda nous rappelle que la santé est un voyage global qui englobe le corps, l'esprit et l'âme, et que son héritage se perpétue à travers les générations, offrant ainsi une source inestimable de sagesse pour le futur.

BIBLIOGRAPHIE

Hormis les sites internet cités à propos des recherches scientifiques, je considère les ouvrages suivants comme de très bonnes références sur l'Ayurvéda :

En français :
*   « *Santé parfaite - Guérir, rajeunir et vivre heureux avec la médecine indienne* », de Deepak Chopra aux éditions J'ai lu (2006). Une belle initiation à l'Ayurvéda.
*   « *Prakriti : Votre constitution ayurvédique* », de Dr.Robert E.Svoboda aux Editions Turiya (2005). Comment définir soi-même sa constitution.
*   « *Caraka samhitâ - Traité fondamental de la médecine ayurvédique* », de Jean Papin aux éditions Almora (2016). 3 tomes. Traduction et interprétation du plus grand texte classique de l'Ayurvéda. Ne s'adresse pas aux novices.
Voir aussi l'excellent site, en anglais, http://www.carakasamhitaonline.com/

En anglais :
*   "*Ayurveda and the Mind: The Healing of Consciousness*", du Dr.David Frawley aux éditions Lotus Press (2000). Tout sur la psychologie et la psychothérapie ayurvédique.
*   "*The Roots of Ayurveda*", de Dominik Wujastyk aux éditions Penguin Books (2003). Sur l'histoire de l'Ayurvéda.
*   "*Textbook of Ayurveda*", de Vasant Lad aux éditions Ayurvedic Press (2001). 3 volumes. Philosophie et principes fondamentaux de l'Ayurvéda.
*   "*The Ayurveda Encyclopedia: Natural Secrets to Healing, Prevention, and Longevity*", de Swami Sadashiva Tirtha aux éditions Ayurveda Holistic Center Press (2007). L'encyclopédie de l'Ayurvéda...
*   "*Iconography of Hindu Tantric Deities*", de Gudrun Bühnemann aux éditions Aditya Prakashan (2016). Le panthéon hindou.

À PROPOS DE L'AUTEUR

Stéphane Le Colas est un praticien, auteur et formateur dans le domaine des sciences védiques que sont le yoga et l'Ayurvéda.

Il a été formé par des personnalités de l'Ayurvéda au Népal, en Inde, aux Etats-Unis et au Canada, ce qui lui donne à la fois une vision traditionnelle et une vision occidentale de cette science millénaire.

Egalement professeur de yoga, de lignées Satyananda et Anusara, et yogathérapeute, il est l'un des 1ers yogathérapeutes à avoir été employé en tant que tel au sein d'un hôpital public.

Il exerce aujourd'hui l'Ayurvéda en ligne et en cabinet au sud de l'Ardèche et il dispense des formations individualisées et certifiantes en ligne sur www.ayurveda-formation.com.

Du même auteur :
-   *Cours de Praticien en Ayurvéda, Module 1 : Anatomie et Physiologie Ayurvédiques*
-   *Cours de Praticien en Ayurvéda, Module 2 : Le Diagnostic Ayurvédique*
-   *Cours de Praticien en Ayurvéda, Module 3 : Les Principales Méthodes du Traitement Ayurvédique*
-   *Cours de Praticien en Ayurvéda, l'Intégrale* (recueil des modules 1, 2 et 3)
-   *Cours de Praticien en Ayurvéda, Module Avancé : Les Thérapies Subtiles du Traitement Ayurvédique*
-   *Les Chakras : Ce qu'ils sont vraiment*
-   *Livret Ayurvéda Détox... Avec une touche de yoga !*
-   *Livret Ayurvéda Grossesse... Avec une touche de yoga !*
-   *Equilibre Animal : Une Approche Ayurvédique pour les Animaux Domestiques*
-   *La Cuisine qui Soigne : Recettes Ayurvédiques pour une Vie Saine et Equilibrée*

www.ingramcontent.com/pod-product-compliance
Lightning Source LLC
Chambersburg PA
CBHW062344290526
45794CB00005B/2100